六《ろく》歳《さい》臼《きゅう》歯《し》の

こんにちは6ちゃん

まいごの6ちゃん
はたらきものの6ちゃん

監修：中垣晴男
作：石黒幸司　安藤和美
濱口里江　小林香予子
安藤あずさ

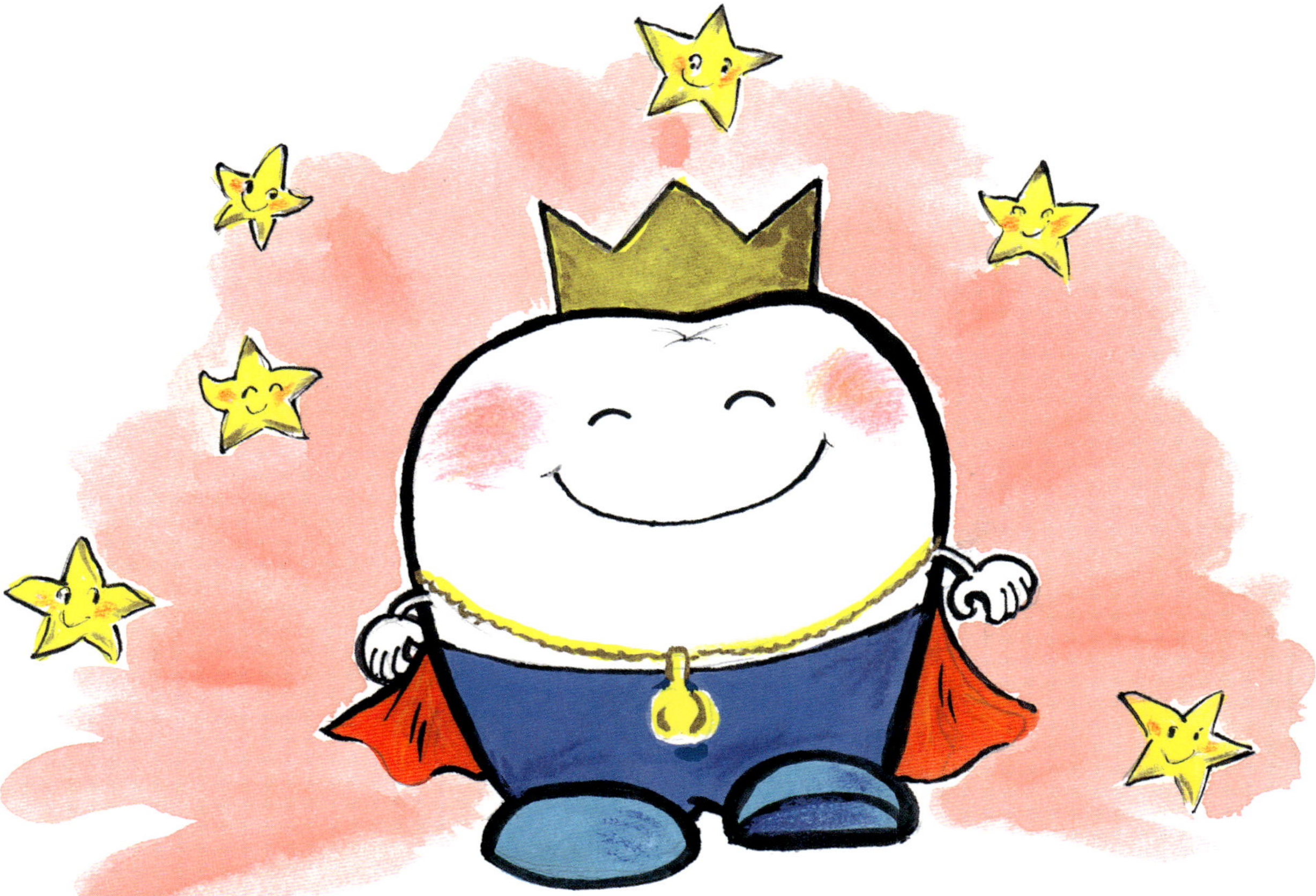

永末書店

まいごの　6ちゃん

6さいに　なった　アッくんは
そとで　あそぶのが　だいすきな　げんきいっぱいの　おとこのこ。

「アッくん　9じよ　はみがきして　ねなさい。」
おかあさんの　こえがします。

「おやすみ。」

いっぱい　あそんだ
アッくんは
ベッドにはいると
すぐに　ねてしまいました。

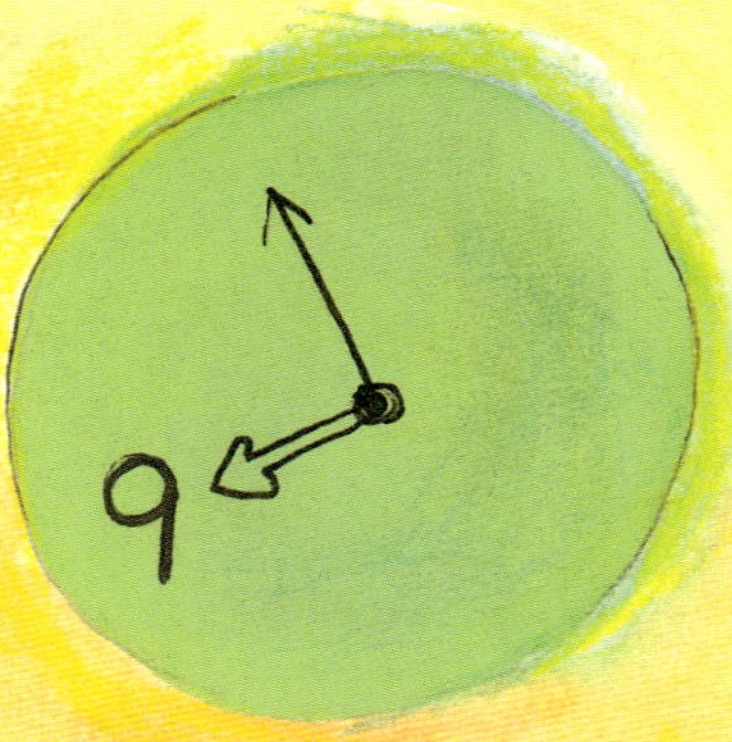

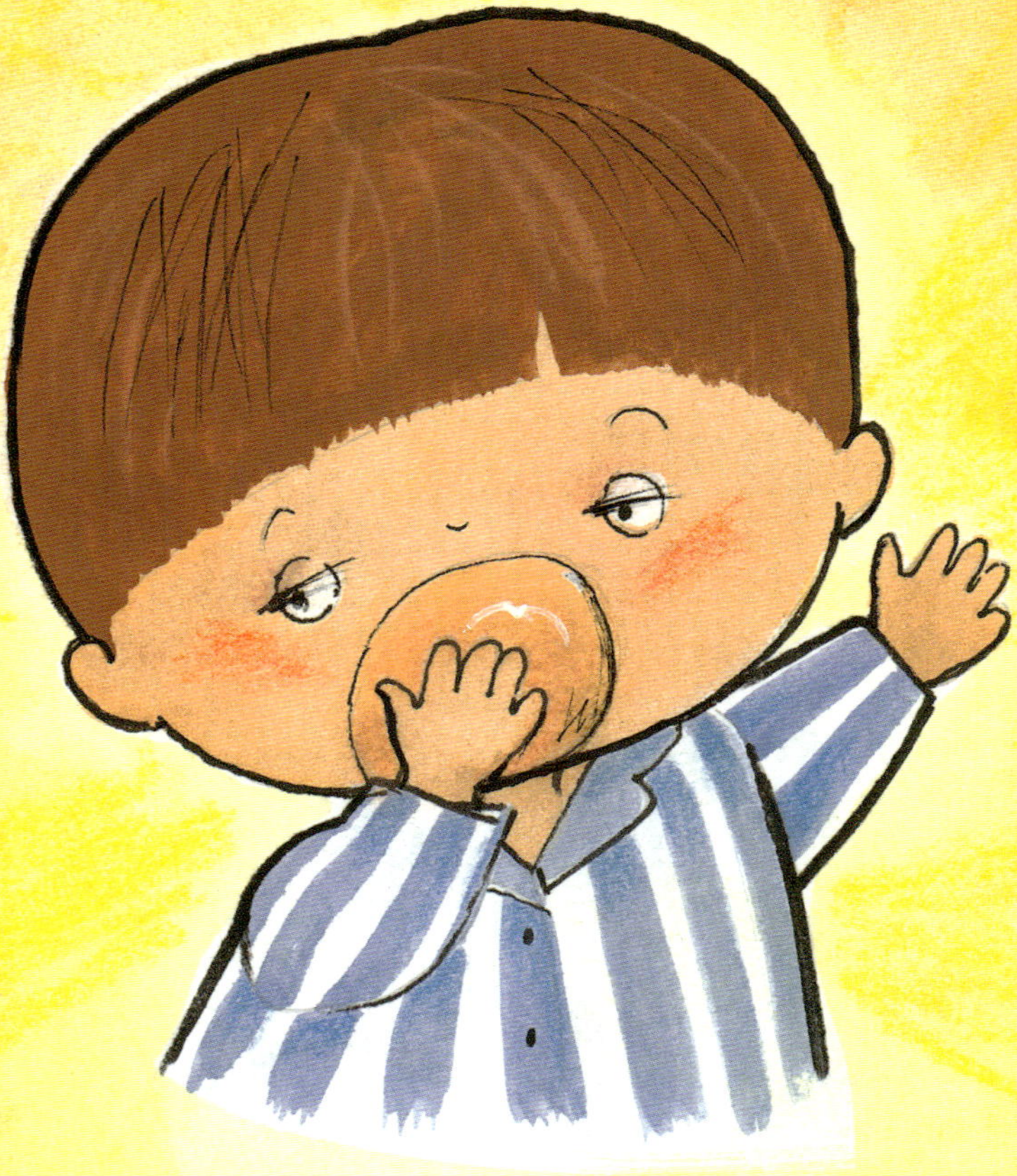

ボーン　ボーン　よなかの12じです。
ボソ　ボソ　ボソ　ボソ
どこからか
はなしごえが　きこえてきました。
どこからでしょう?
アッくんの　おくちのなかからです。

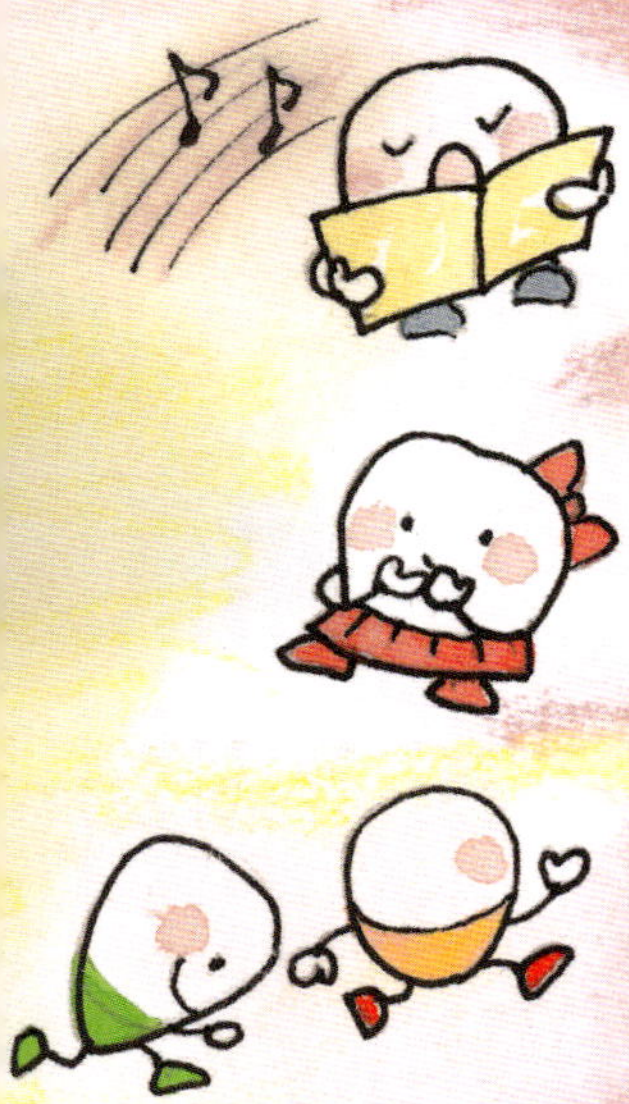

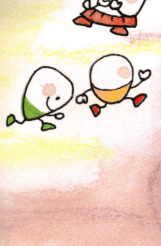

「きょうは　いっぱい
はたらいたね。」

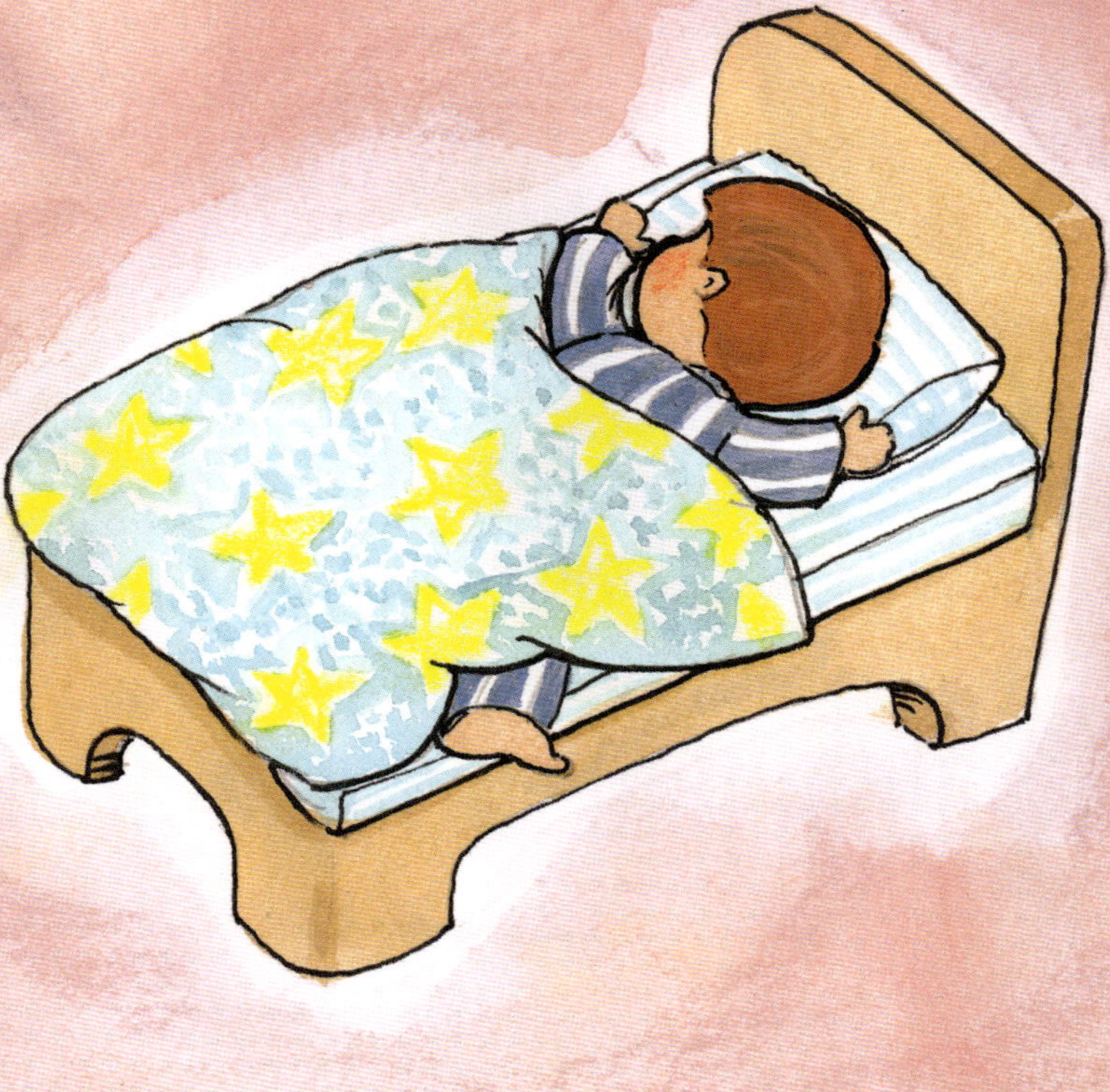

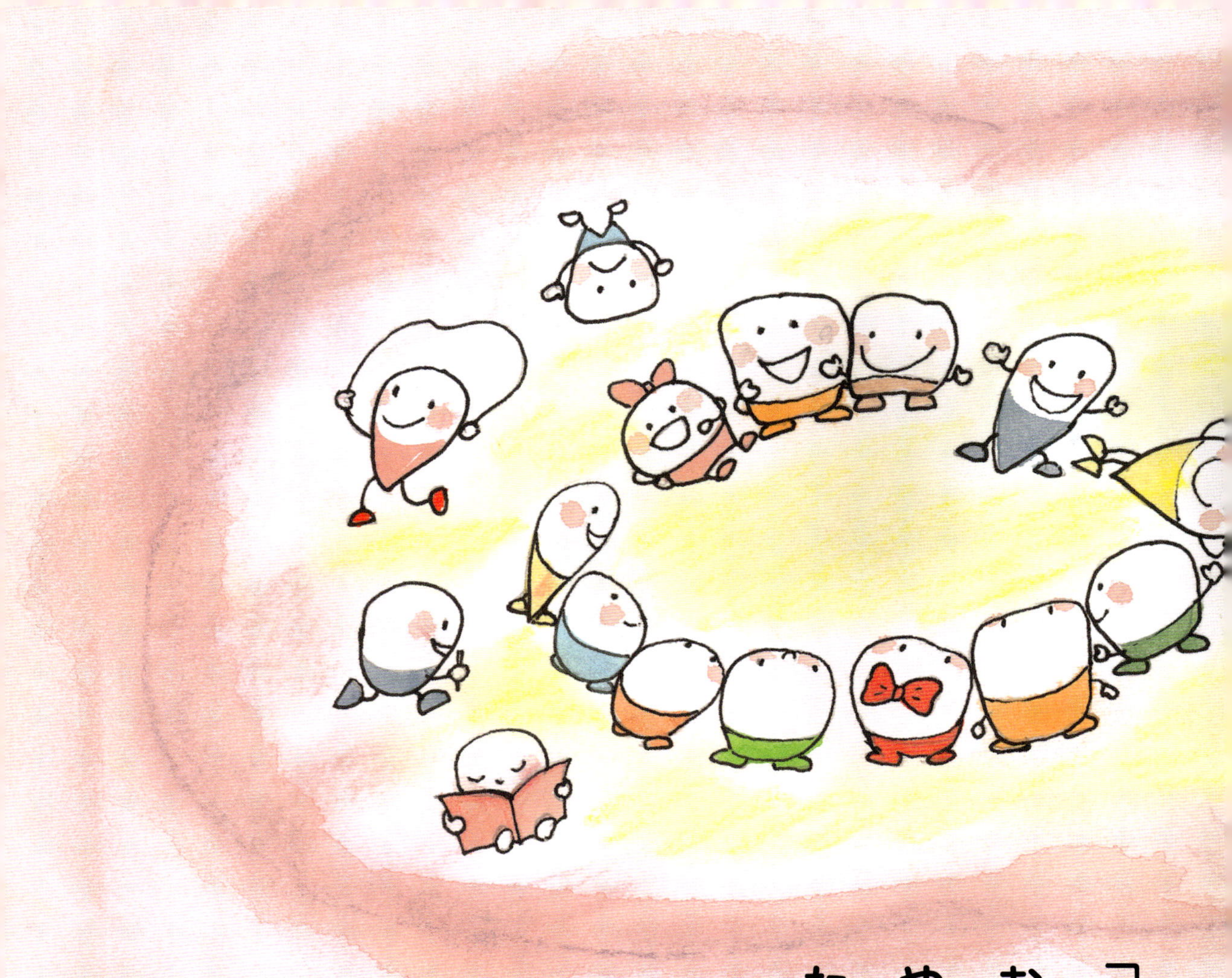

「うん　アッくんて
おにくだって　おさかなだって
やさいだって　なんでも
たべるから　すごいよね。」

「それに　わたしたちだって
ピカピカに
してくれるもんね。」

「だから　ぼくたち
ちからを　だせるんだよ。」

「さあ　もうおそいよ。
あしたも　がんばらなくちゃいけないから
おうちへ　かえろうよ。」

「オヤスミ…」

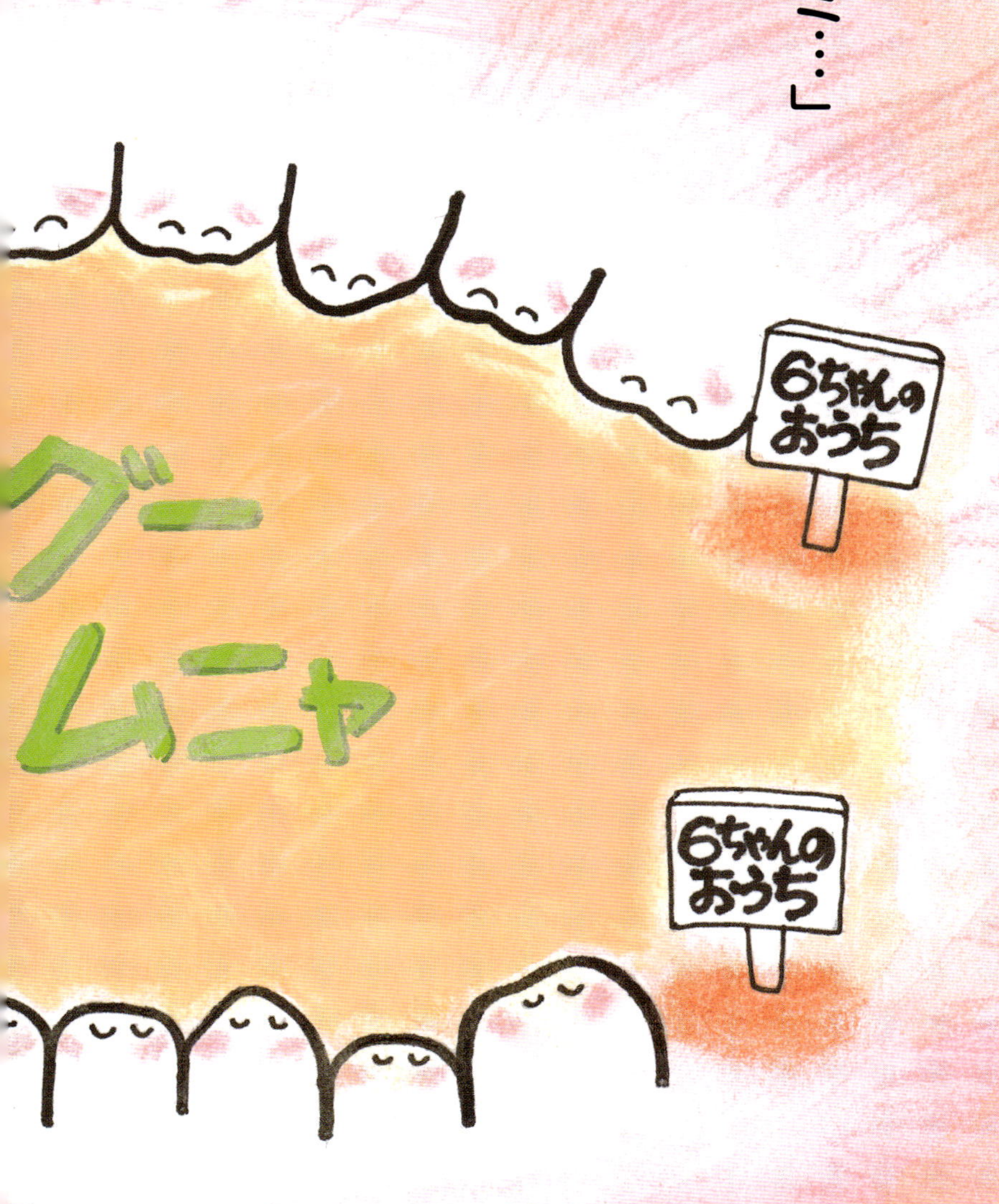

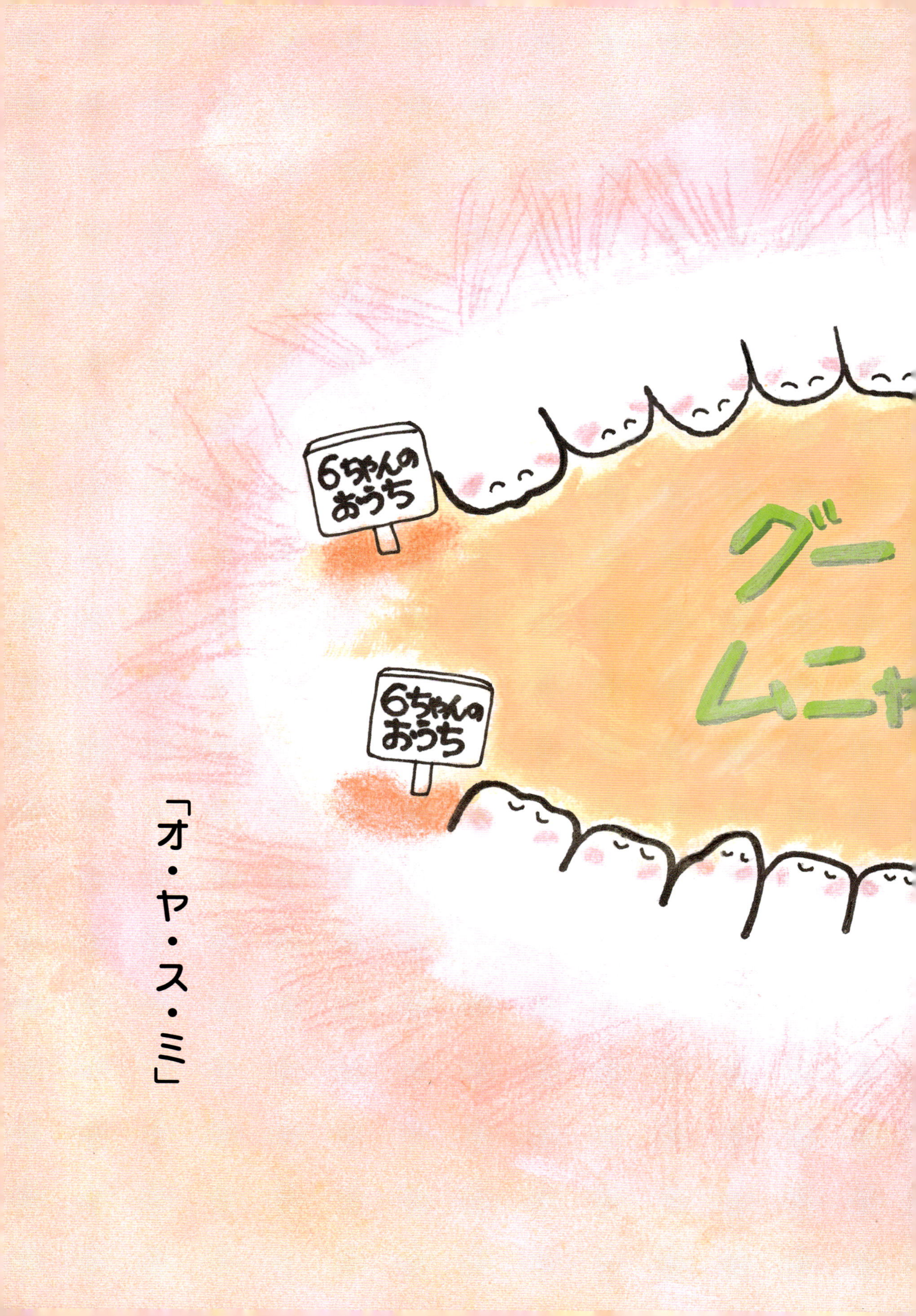

「オ・ヤ・ス・ミ」

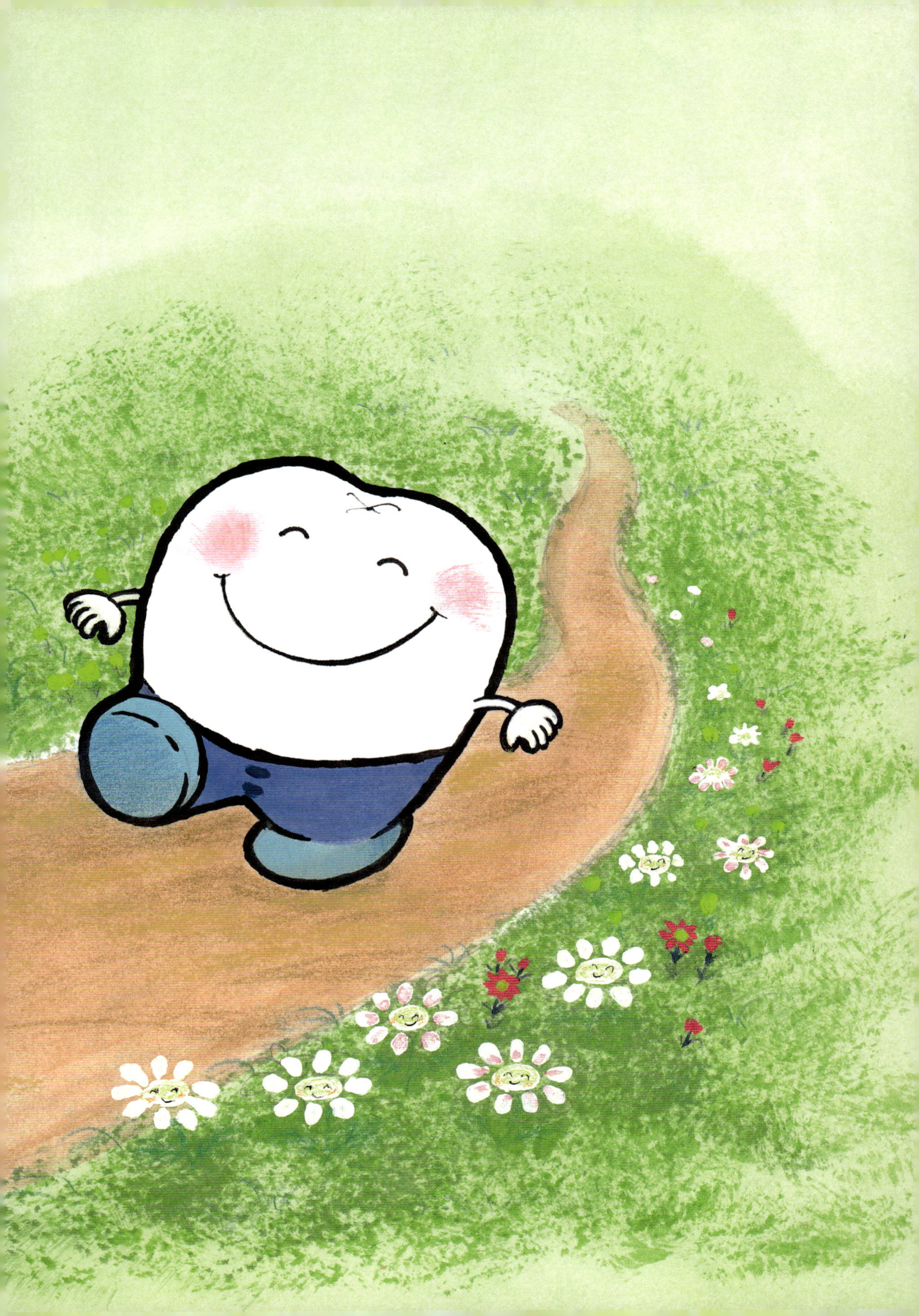

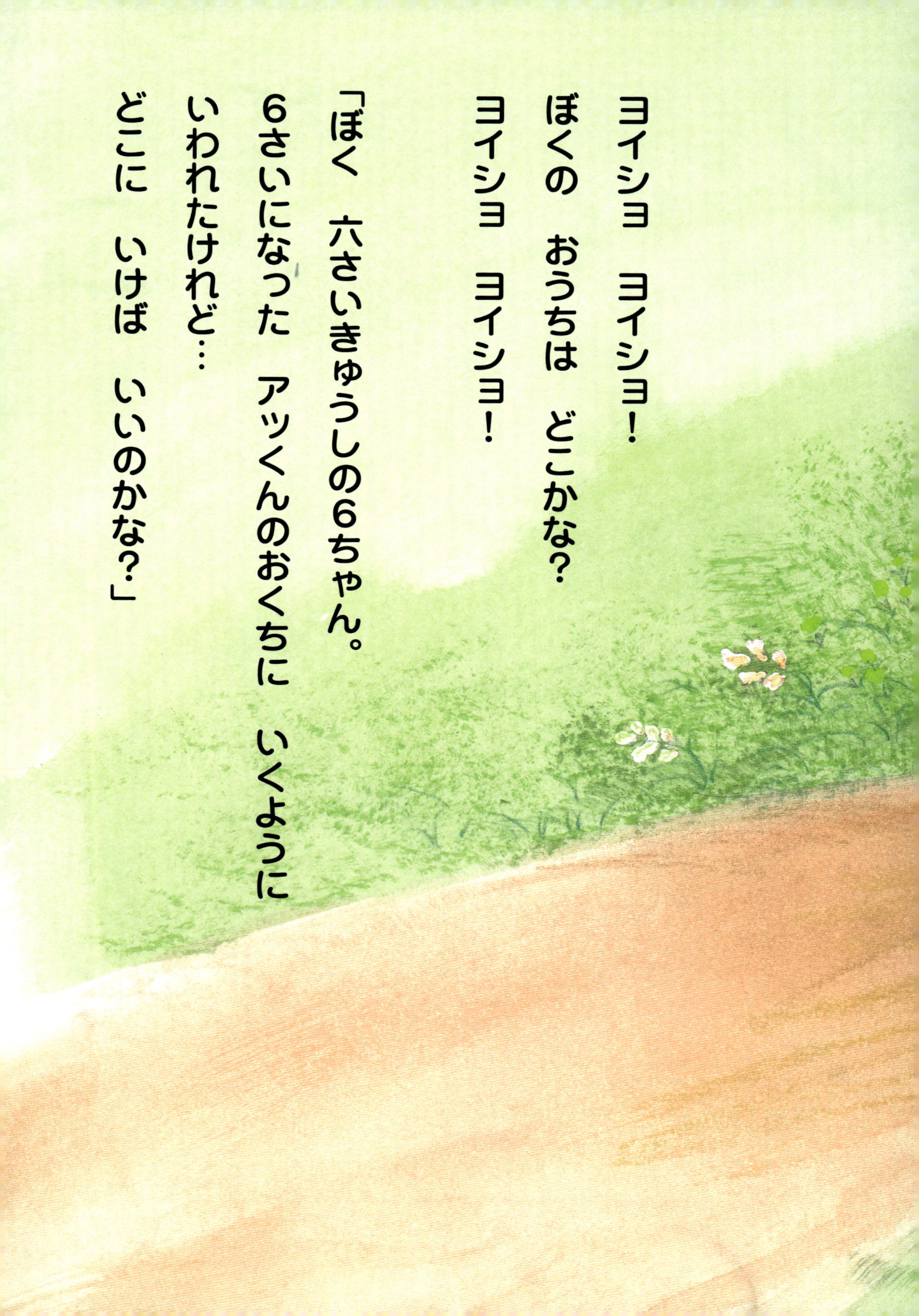

ヨイショ　ヨイショ！
ぼくの　おうちは　どこかな？
ヨイショ　ヨイショ！

「ぼく　六さいきゅうしの6ちゃん。
6さいになった　アッくんのおくちに　いくように
いわれたけれど…
どこに　いけば　いいのかな？」

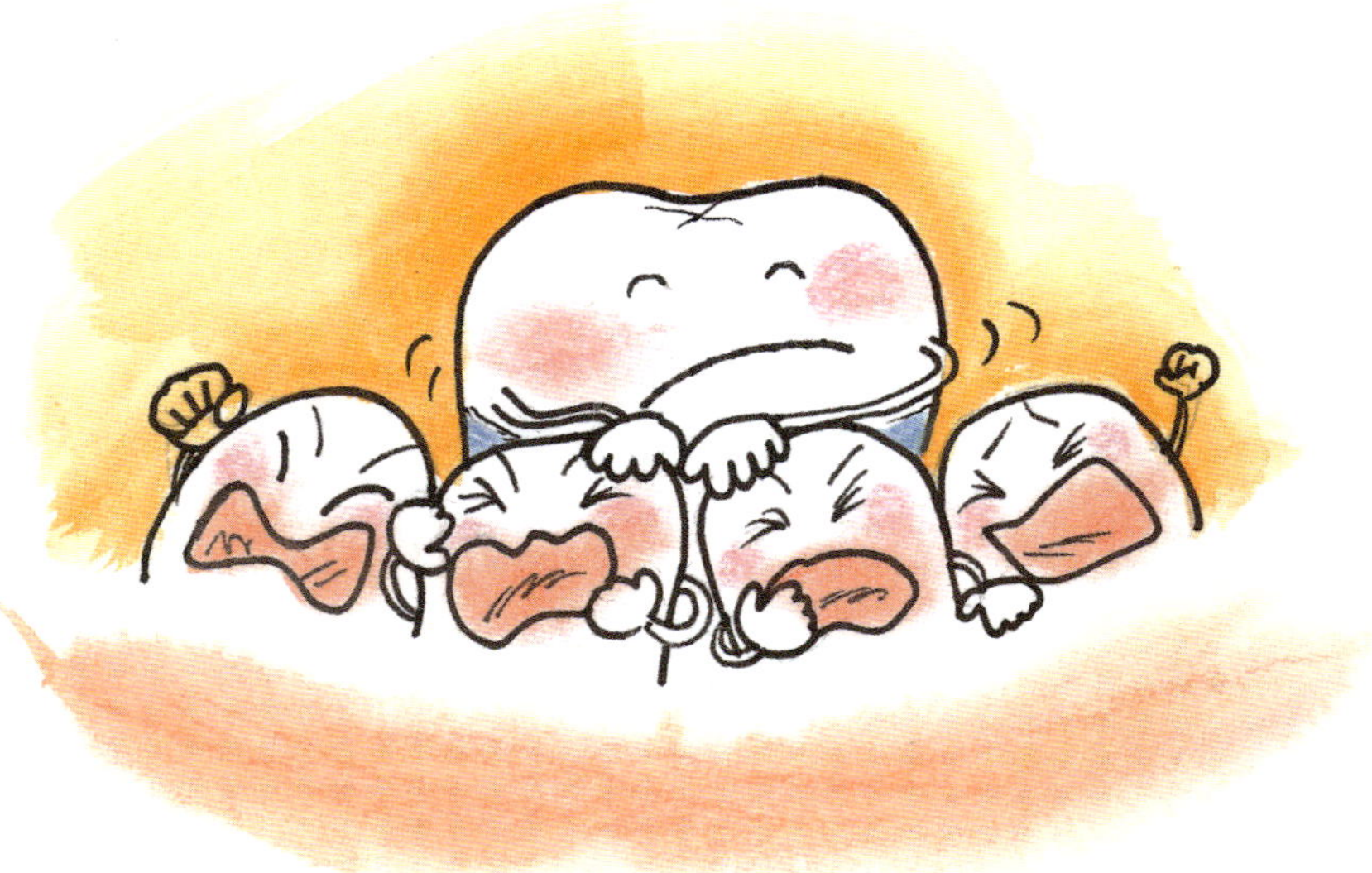

「ここかな？」
「こら　だれだ！　ぼくのおうちへ
はいってくるのは！」
「ぼく　六さいきゅうしの６ちゃんだよ。」
「ここは　まえばのまえちゃんの
おうちだよ。」
「ごめんなさい　まちがえた。」

「じゃあ　となりの　おうちかな？」
「こら　だれだ！　ぼくのおうちへ
はいってくるのは！
ここは　おれさま

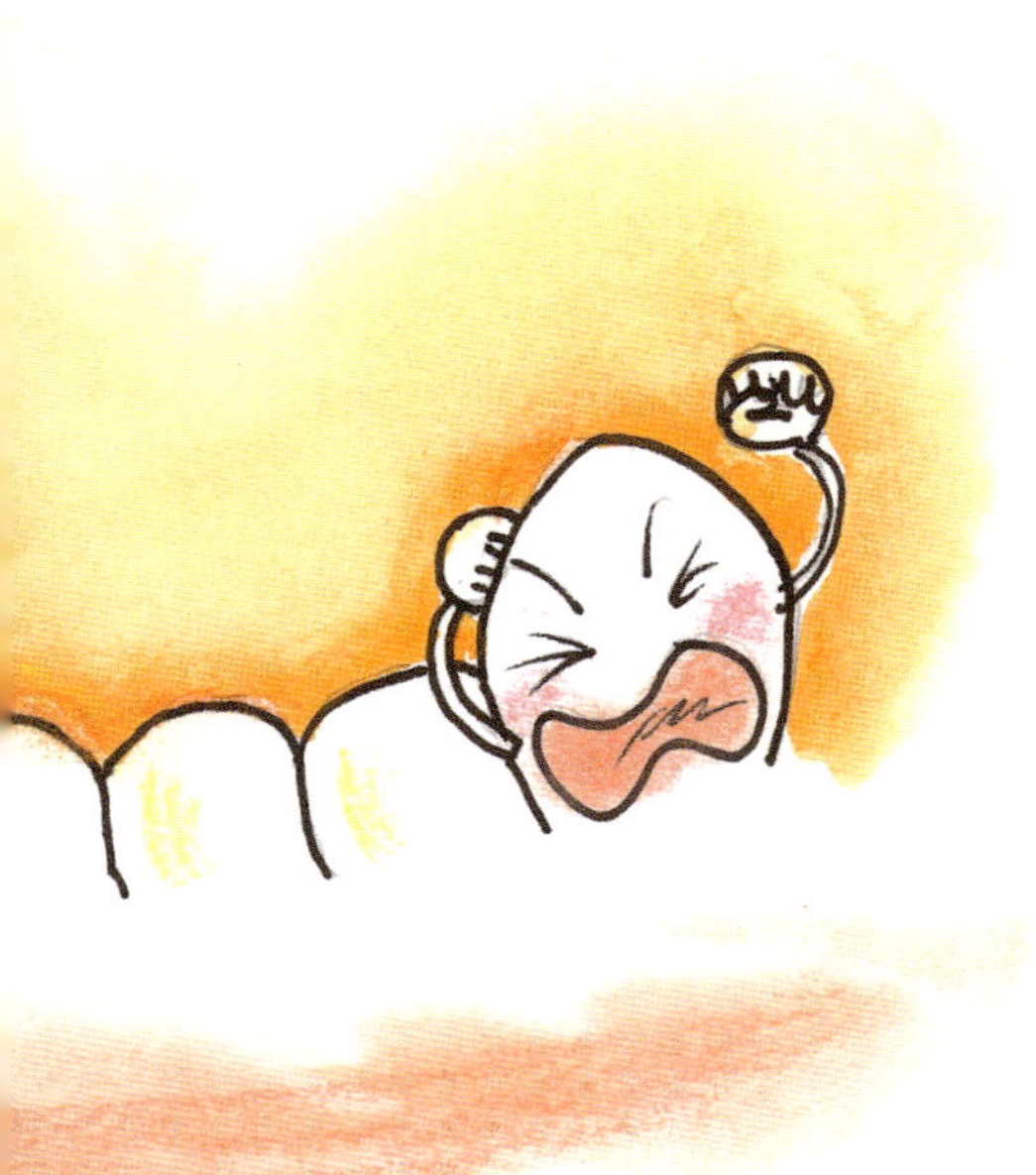

いときりばのいとちゃんの　おうちだよ。
きみの　おうちじゃないよ。」
「ごめんなさい　まちがえた。」

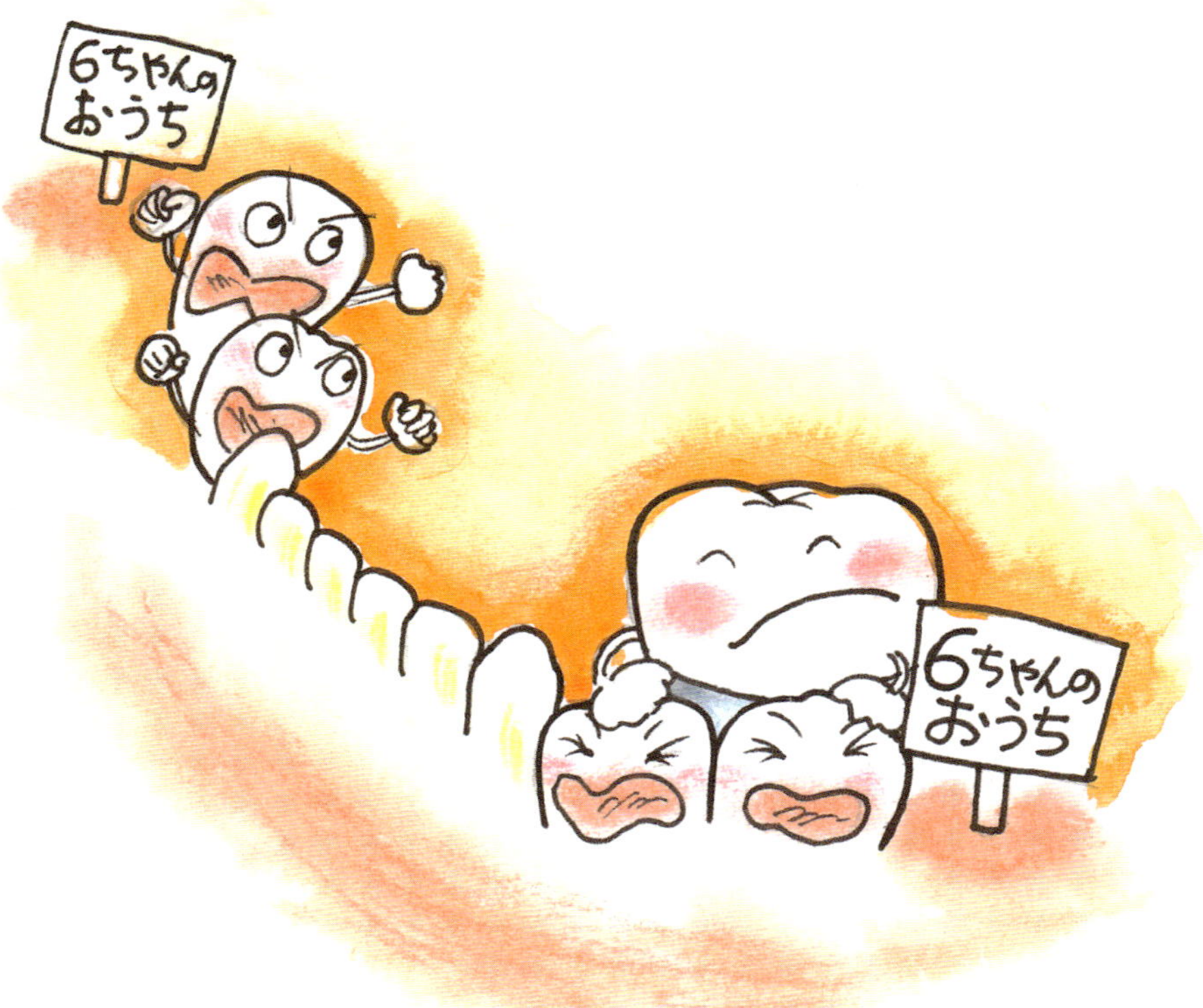

「ここかな？」
「こら　だれだ！　だまって
ぼくのおうちへ
はいってくるのは！
ここは　おくばのおくちゃんの
おうちだよ。」
「ごめんなさい　また　まちがえた。」

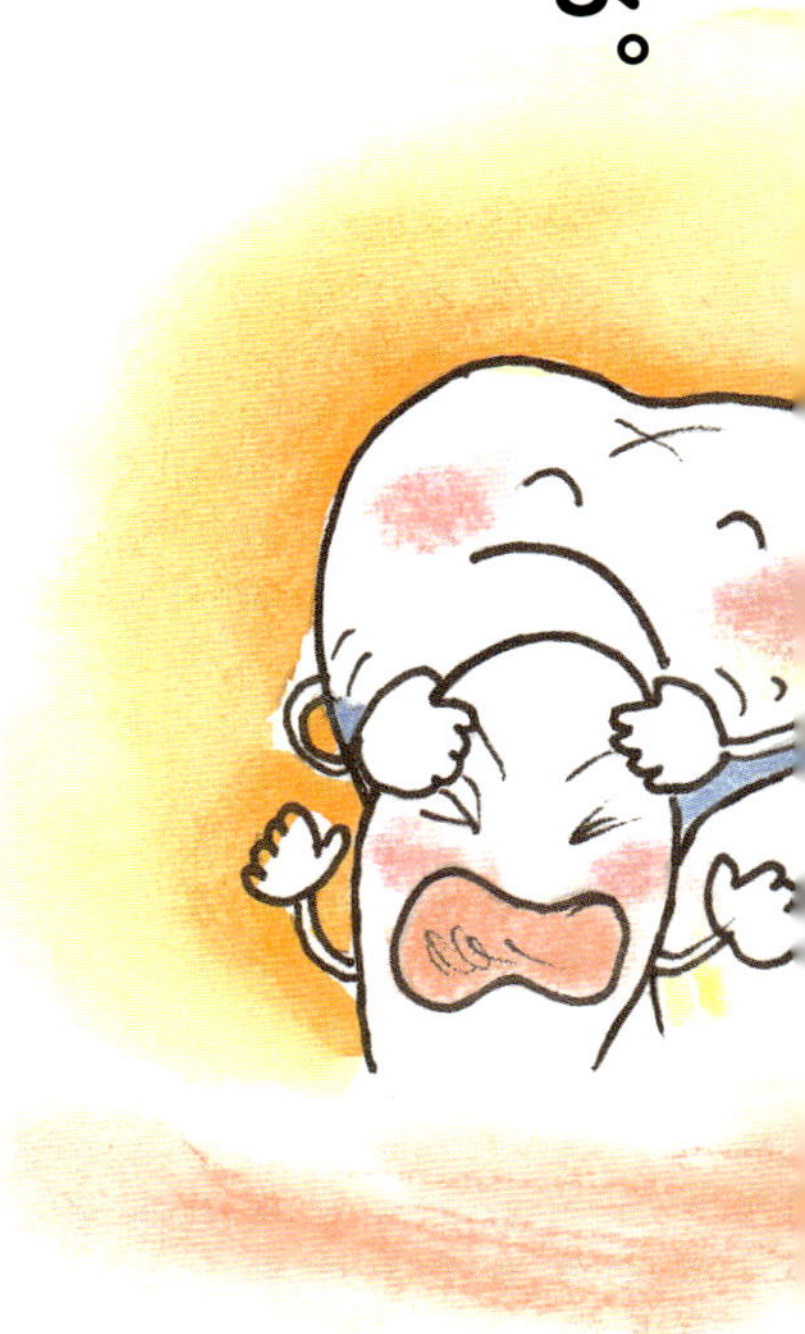

「あーん　あーん
ぼくのおうちが　わからないよ～。」
「ところで　きみの　なまえ
なんていうの？」
おくばのおくちゃんが
ききました。
「ぼく　六さいきゅうしの
6ちゃんて　いうんだよ。」

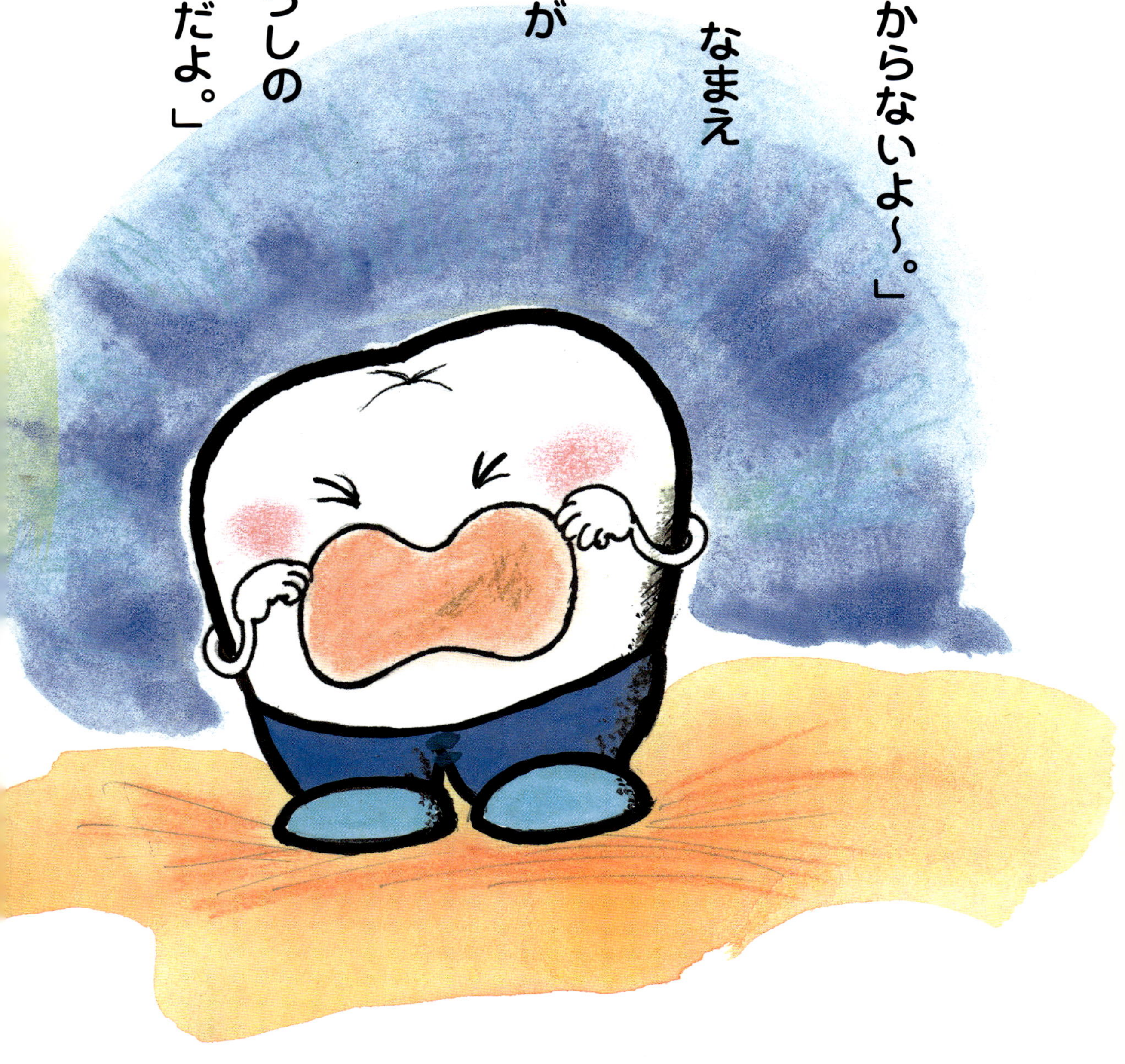

「フーン　6ちゃんか？
うん　そういえば
ぼくのおうちの　となりに
『6ちゃんの　おうち』って
かんばんが　たっていたのを
みたよ。
そう　きっと　そこが
きみの　おうちだよ。
いっしょに　みにいこう。」

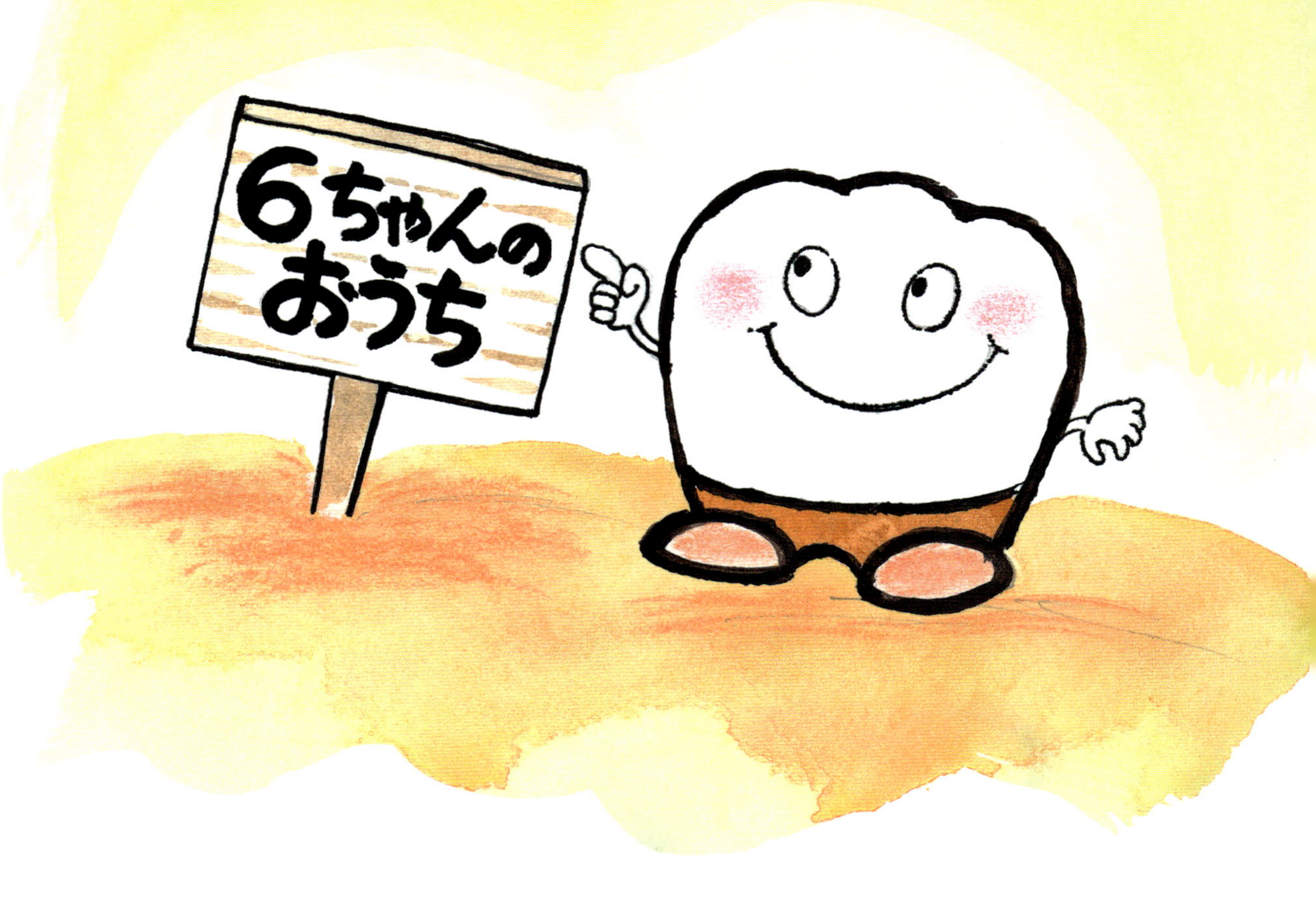

「ほーら　やっぱり
ぼくの　となりが　きみのおうちだよ。
よかったね　みつかって…
おとなりどうし
これからも　よろしくね。」

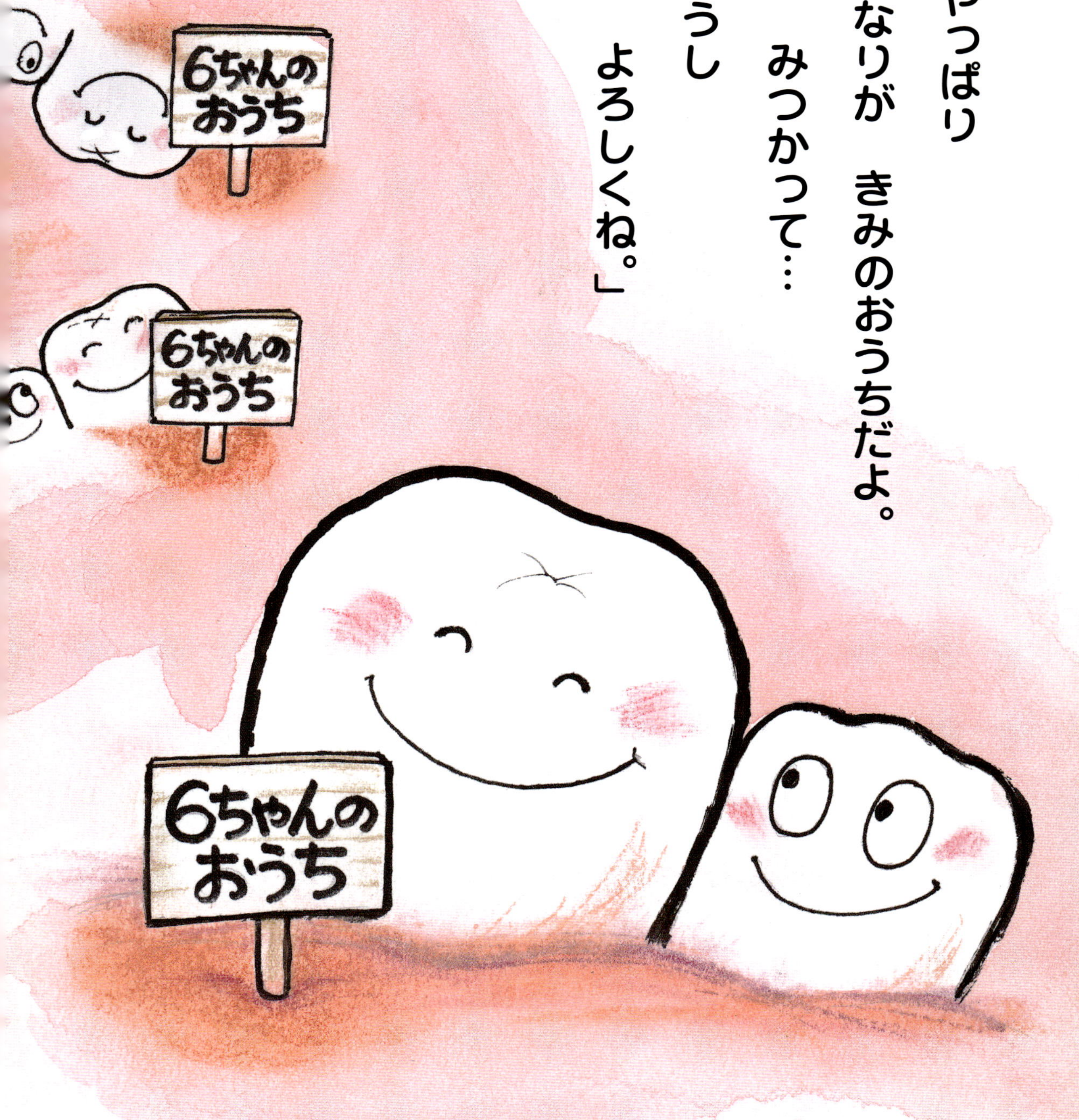

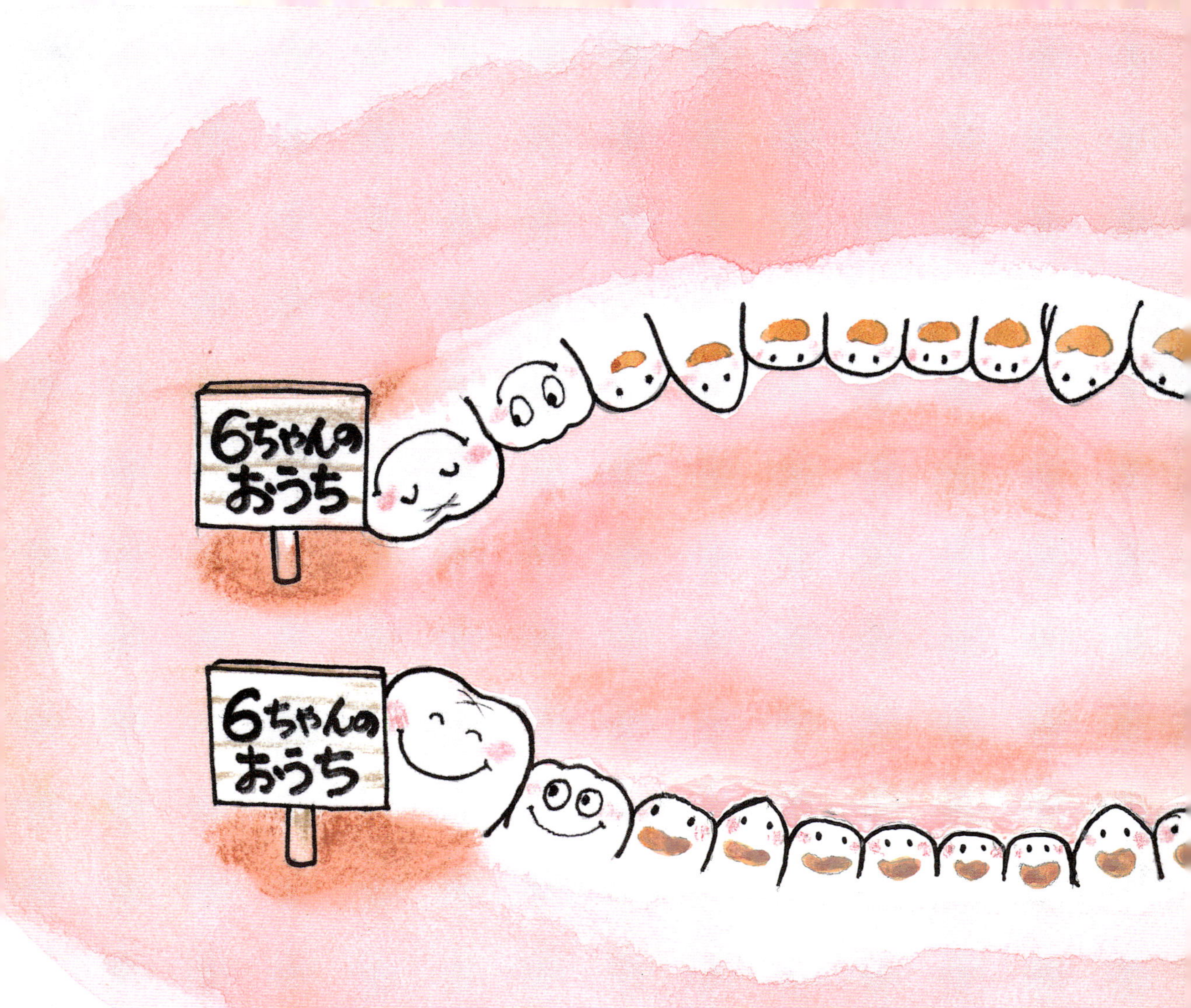

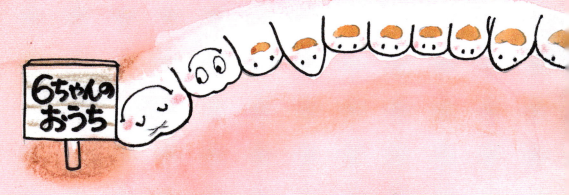

六さいきゅうしの6ちゃん
おうちが　みつかって
よかったね。
きょうから　みんなの
なかまいり。
アッくんの　おくちの
なかで　がんばってね。

はたらきものの　6ちゃん

おうちが　みつかった　6ちゃん
どうしているかな？

「アレレ…　みんな　なにしているの？」
「おしごと　おしごと　ああ　いそがしい。
もうすぐ　アッくんの　おくちのなかに
たべものが　いっぱいはいって　くるんだよ。」

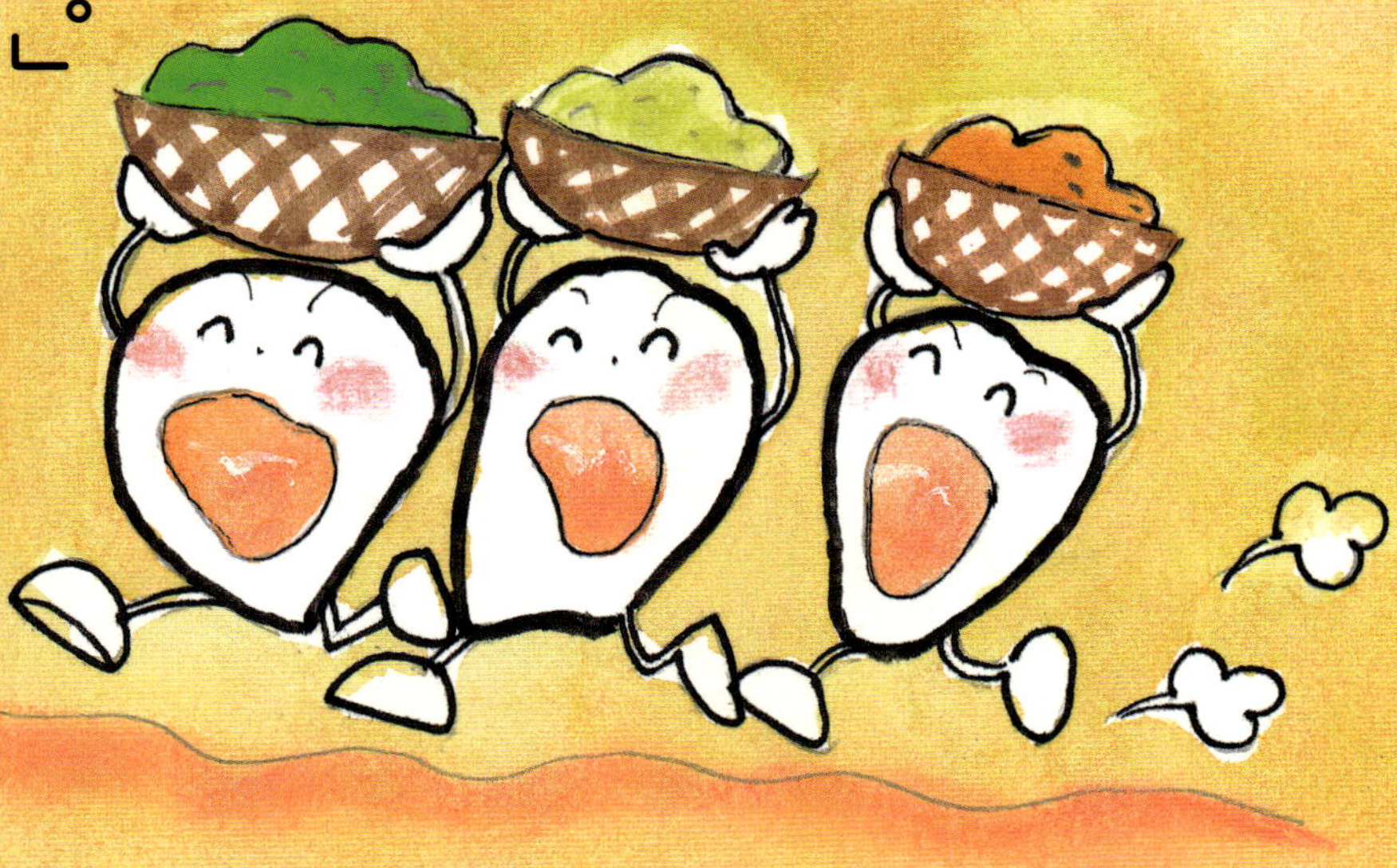

「いそがしい
いそがしい。」

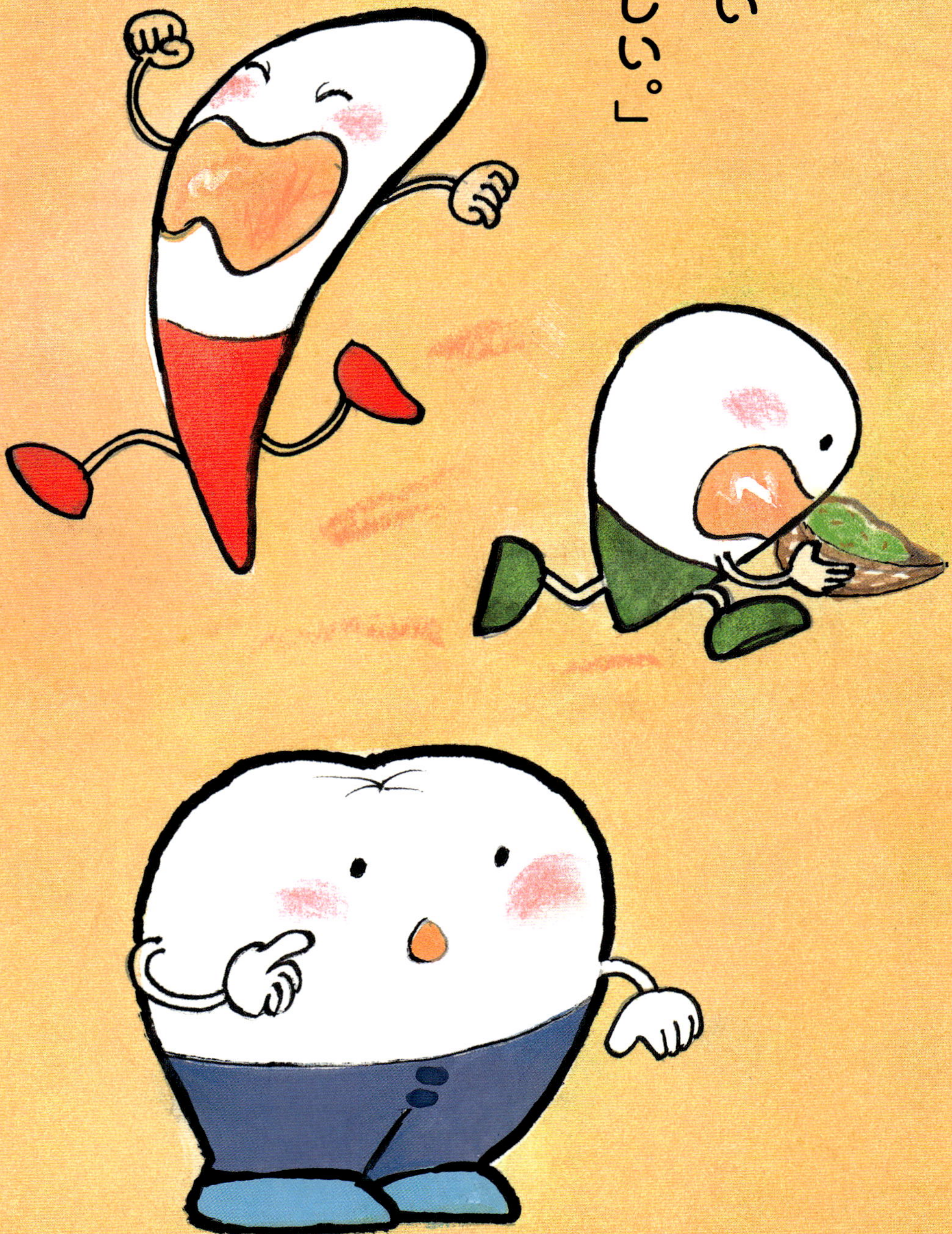

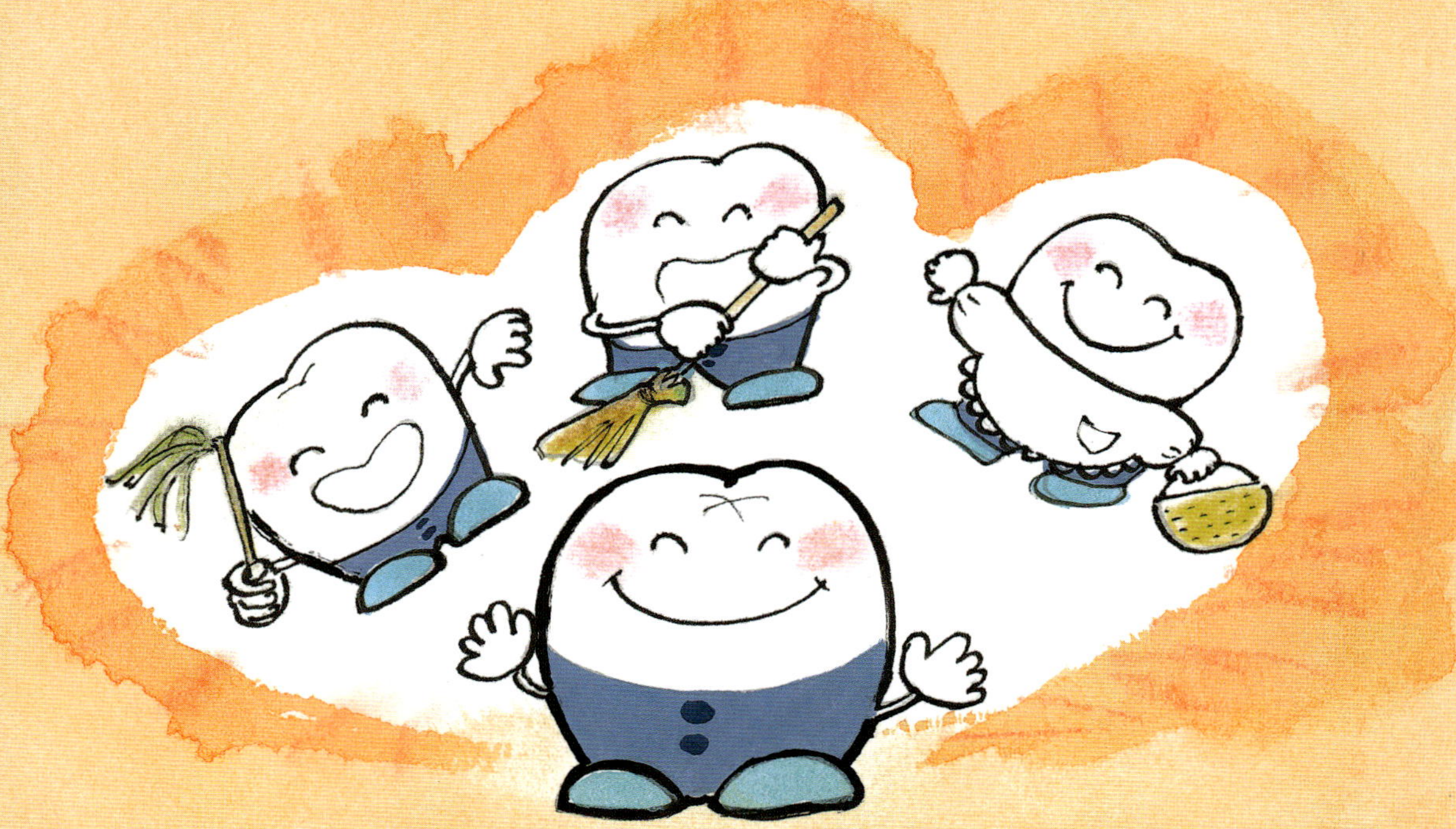

「おしごと？
ぼくも　おてつだい　できるよ
おつかい　にわそうじ　ぞうきんがけ
ぼく　なんでも　できるよ。」

「ちがうよ　6ちゃん。
ぼくたちの　おしごとは
たべものを　こまかくして
おなかへ　はこびやすく　することだよ。」

「フーン　だけどぼく
なにをしたら　いいのかな？」

さぁ　アッくんの　しょくじが　はじまりました。

「いただきます。」

「さいしょは　にんじん　カリッ。」

まっぷたつは
まえばのまえちゃん。

「つぎは　おにくだ　グイッ。」

ひきさくのは
いときりばのいとちゃん。

「つぎは　ごはんだ。」

アレ！　アレレッ！　だれだ　だーれ　ごはんは…

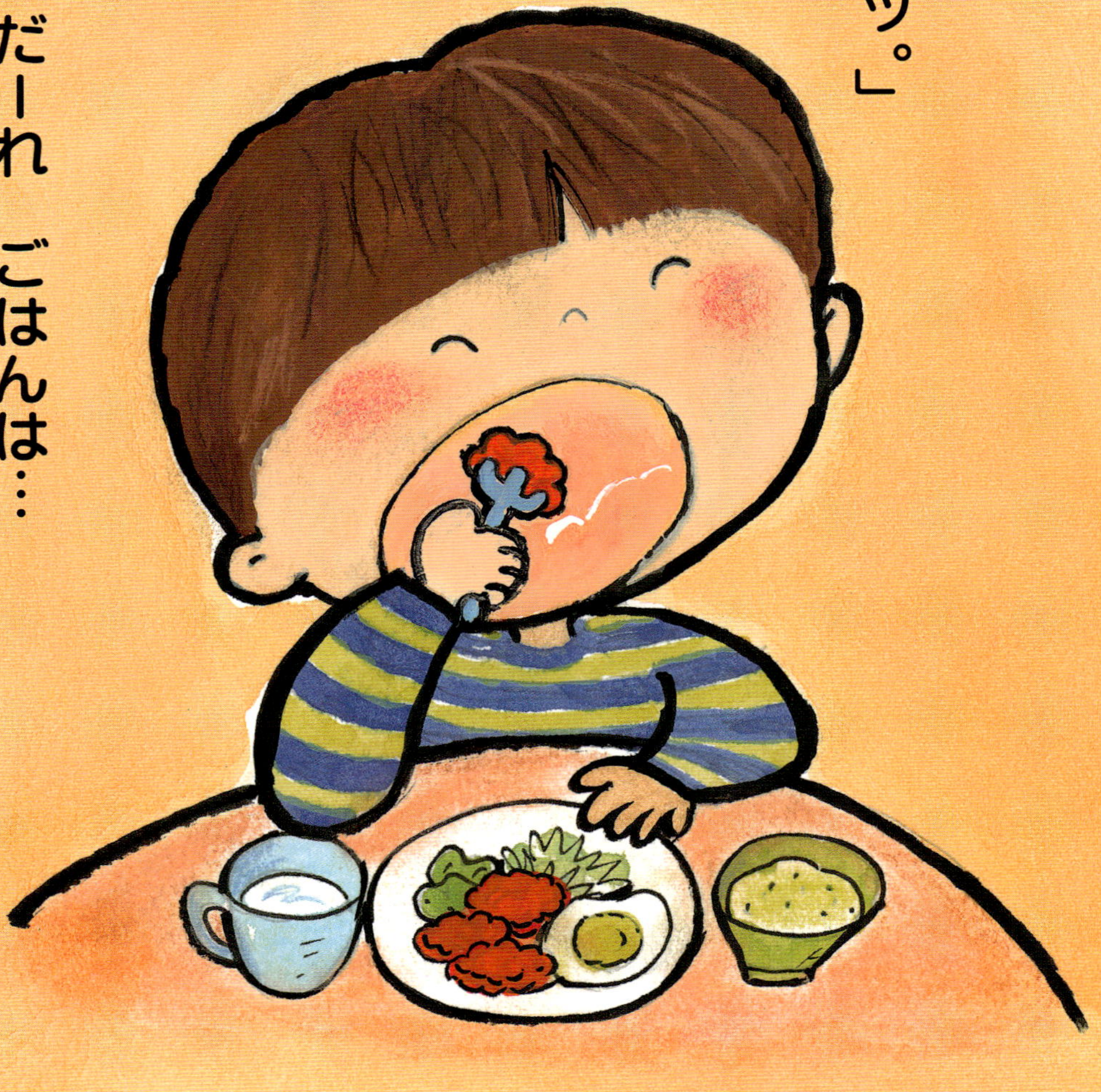

「アーン　たすけて。」

「6ちゃん　なにしているの?」

「エーン　たすけて。ぼくのまわりに
たべものが　いっぱいで　うごけないよ。」

「だめじゃない　6ちゃん　おしごと　しなくちゃ。」

「だって　ぼく　どうしたら　いいのか　わからない。」

たいへんです。
つぎから　つぎへと　たべものが
6ちゃんのところへ
やってきます。

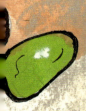

6ちゃんは
どうしたら　いいのか
わかりません。

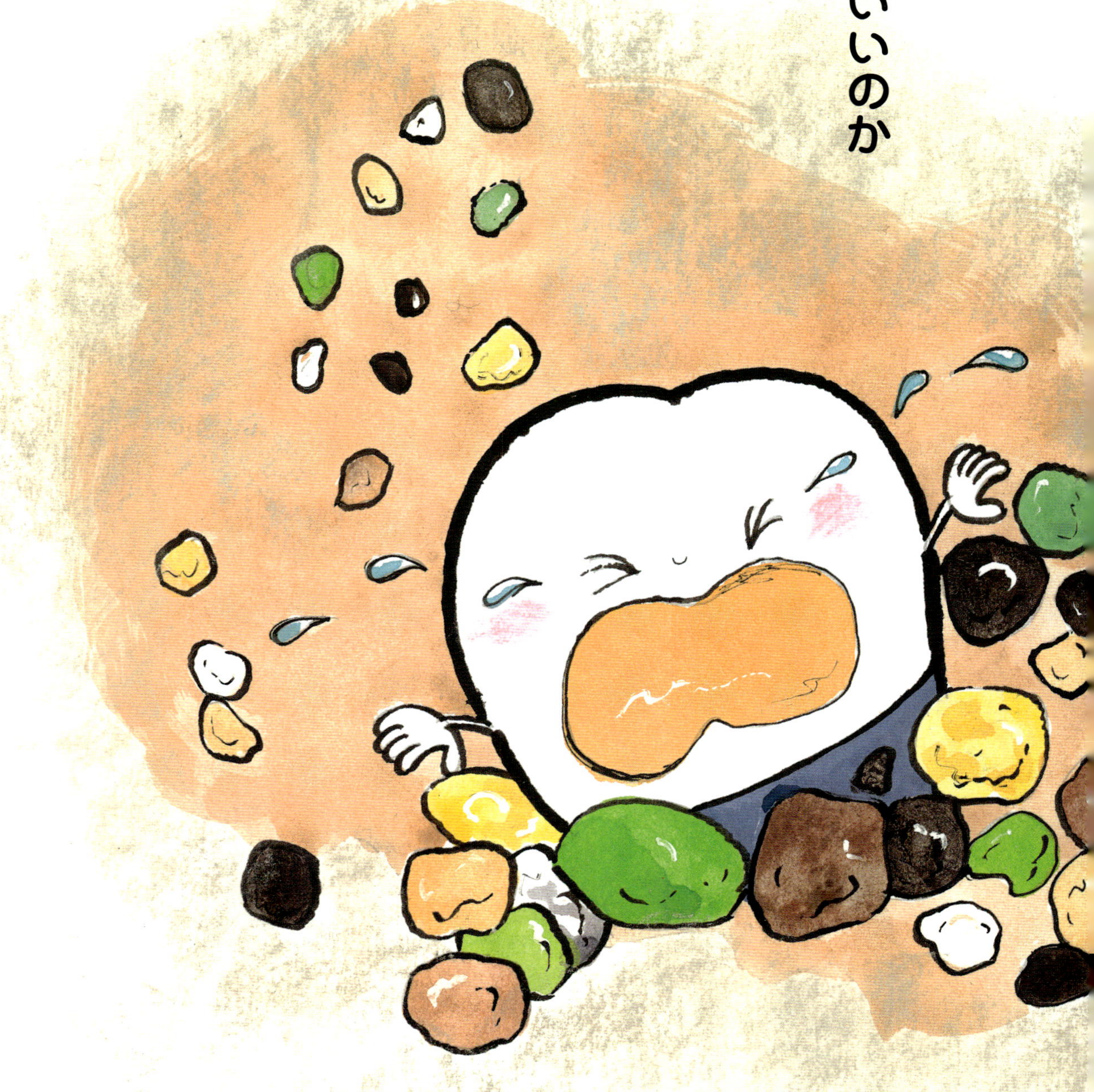

「よしよし　ぼくたちが　おしえてあげるよ。

6ちゃん　こうするんだよ。」

「さいしょは　まえばが　こう　かみきって　カリッ。」

「つぎは　ぼくたち　いときりばが
こう　ひきさいて　グイッ。」

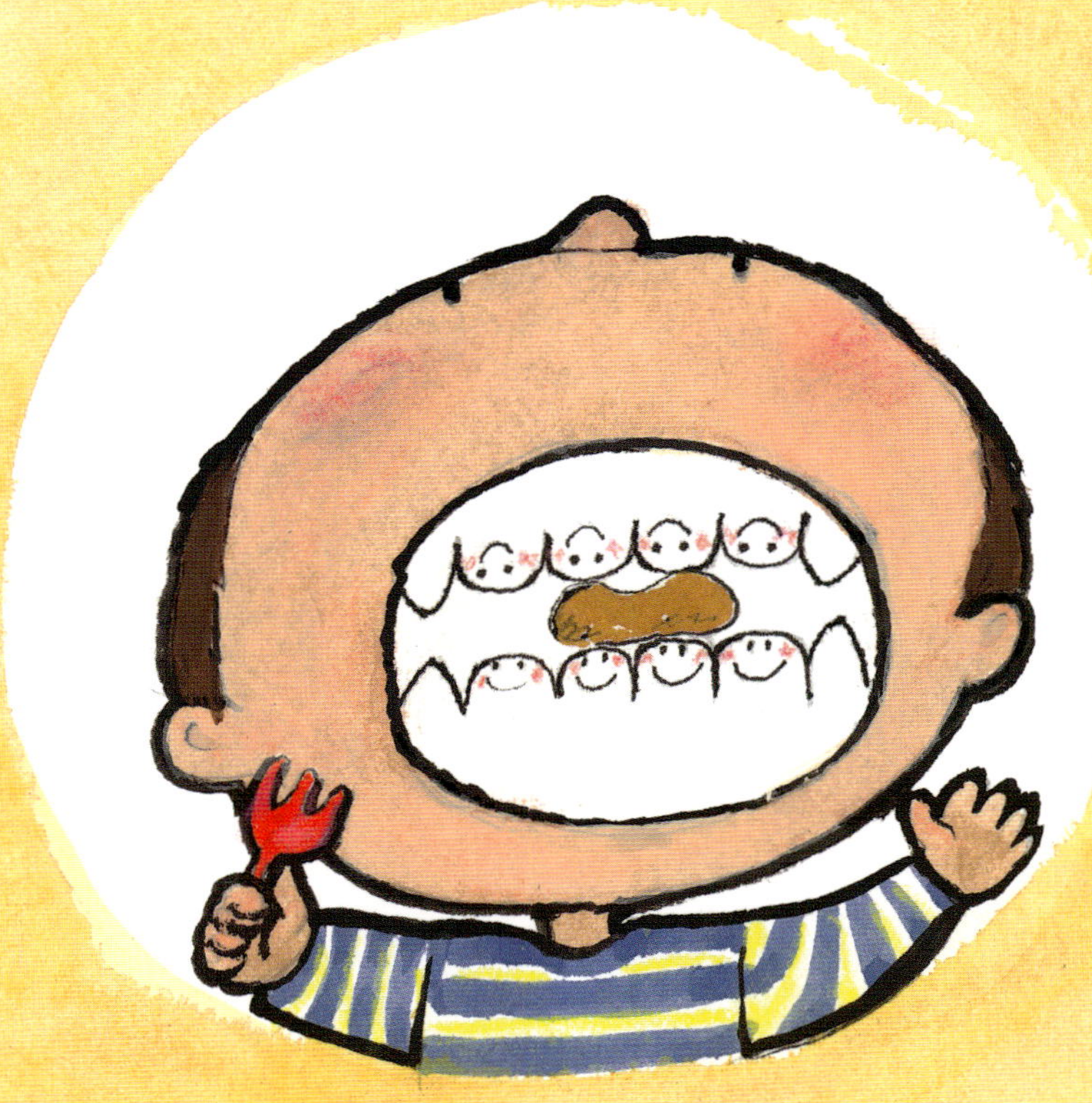

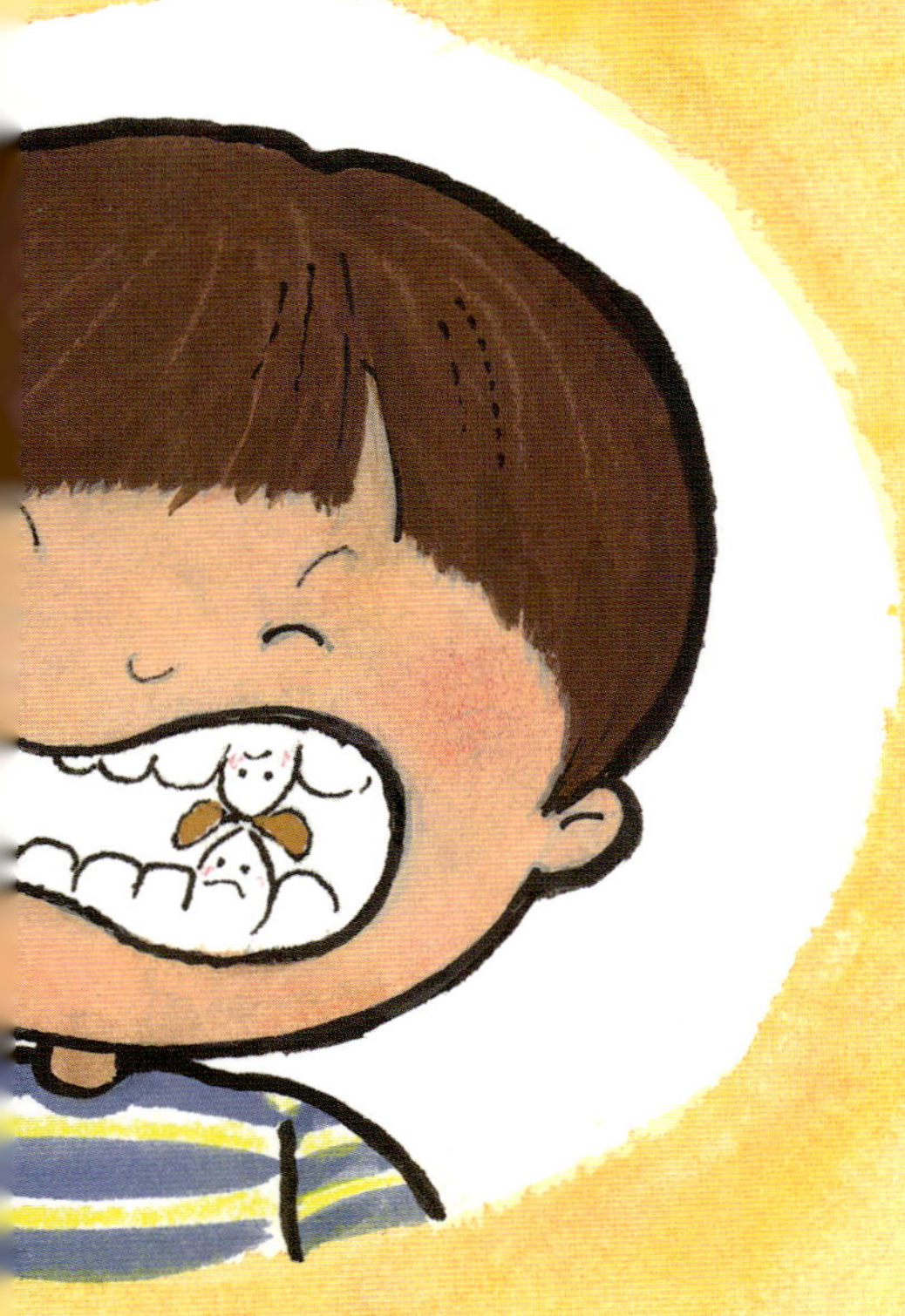

「そして　さいごに　6ちゃん
きみが　こまかく　すりつぶすんだよ。」
「ちょっと　やってごらん。
ゴリゴリッて…。できる　できる　だいせいこう。」

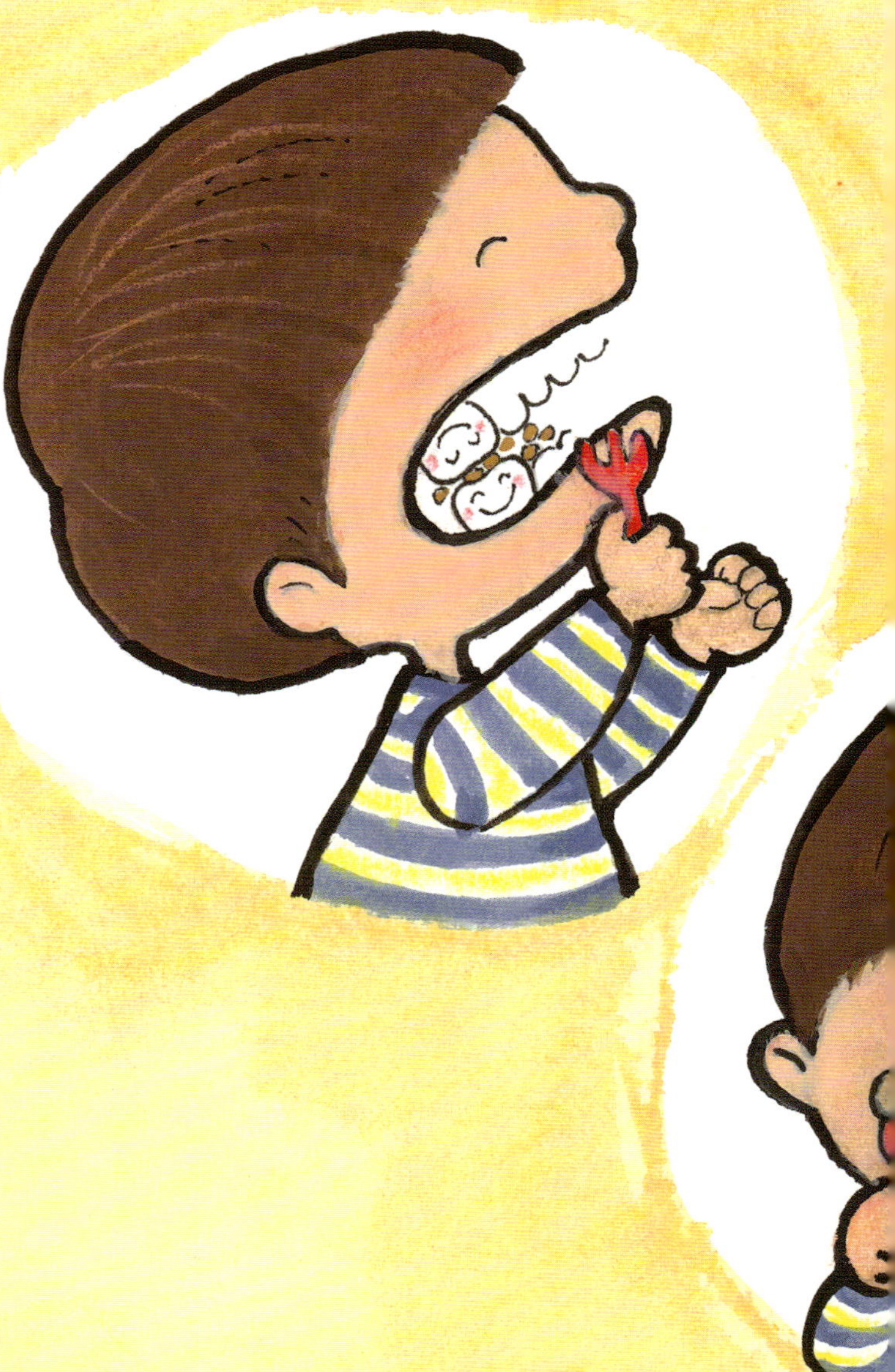

「おしごと　やっと　おわったね。
ぼく　ヘトヘトさ。
でも　みんなに　おしごと　おしえてもらって
うれしかったよ。ありがとう。」

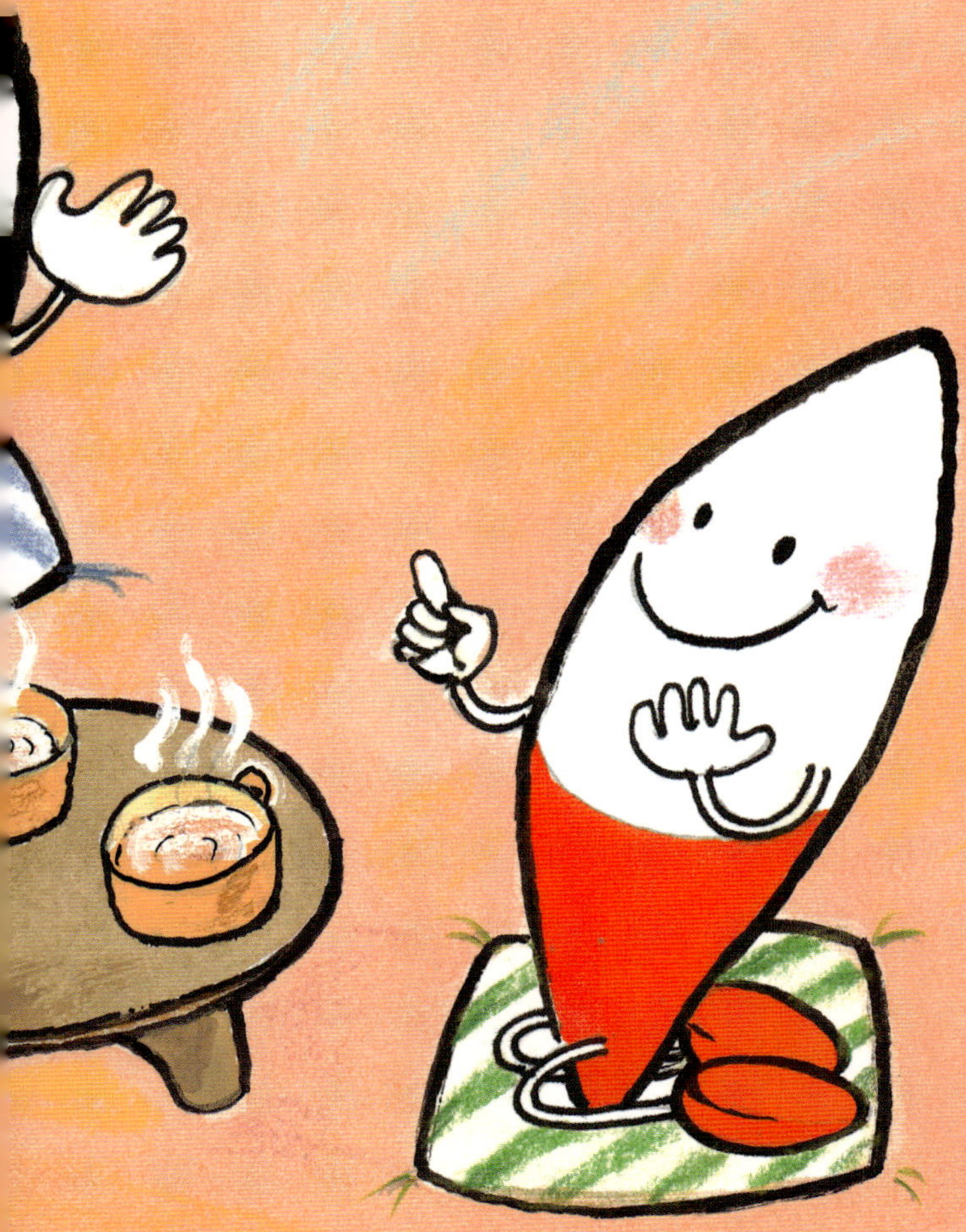

みんなに　おしごとを　おしえてもらった　6ちゃん。
まいにち　いっしょうけんめい　がんばって
だんだん　たべものを　こまかくすることが
じょうずに　なりました。

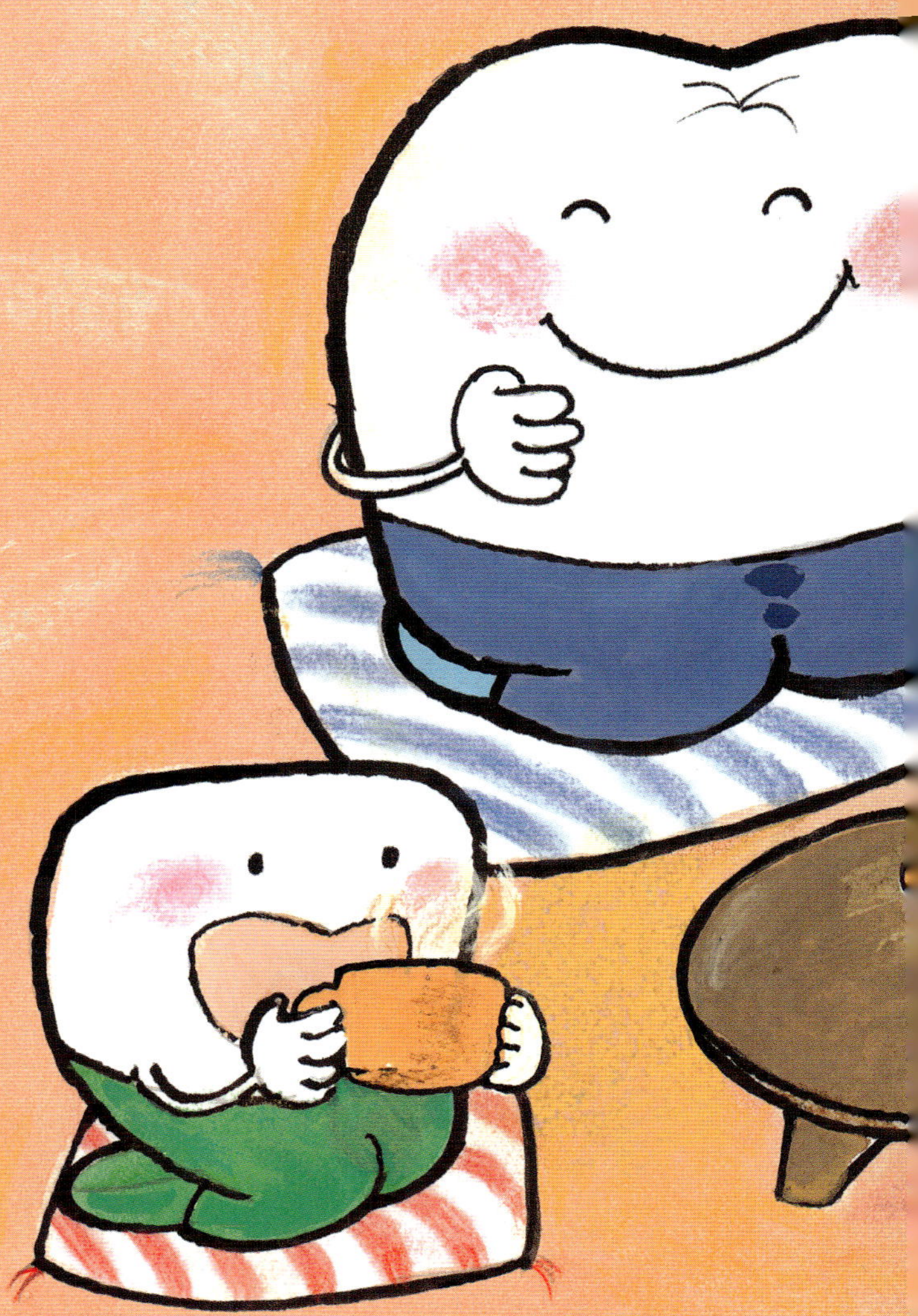

そして　あるひ…

「ジャジャジャーン
きょうは　アッくんの　おくちのなかで
ちからくらべ　コンテストを　します。
ピーナッツを　いちばんこまかく
できたひとが
はの　ちからもちチャンピオンです。
では　はじまり　はじまり。」

さいしょの　ちょうせんしゃは
まえばのまえちゃんです。

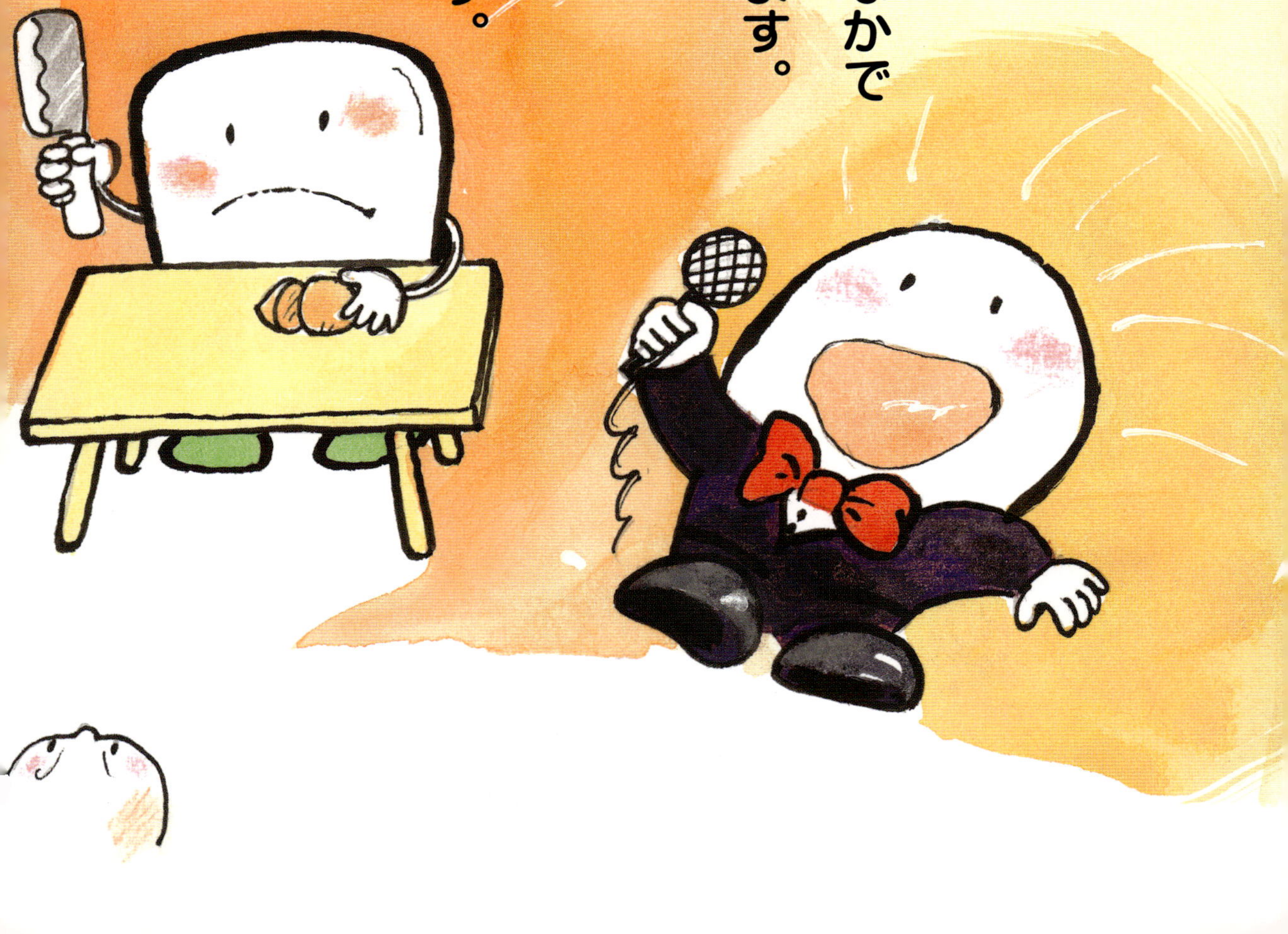

「カリッ……」

「かみにくいなぁ……」

おつぎは
いときりばのいとちゃんです。

「コリッ！」

「すこしだけ　ちいさくなった。

あれっ　コロコロ　にげていく。

むずかしいなぁ。」

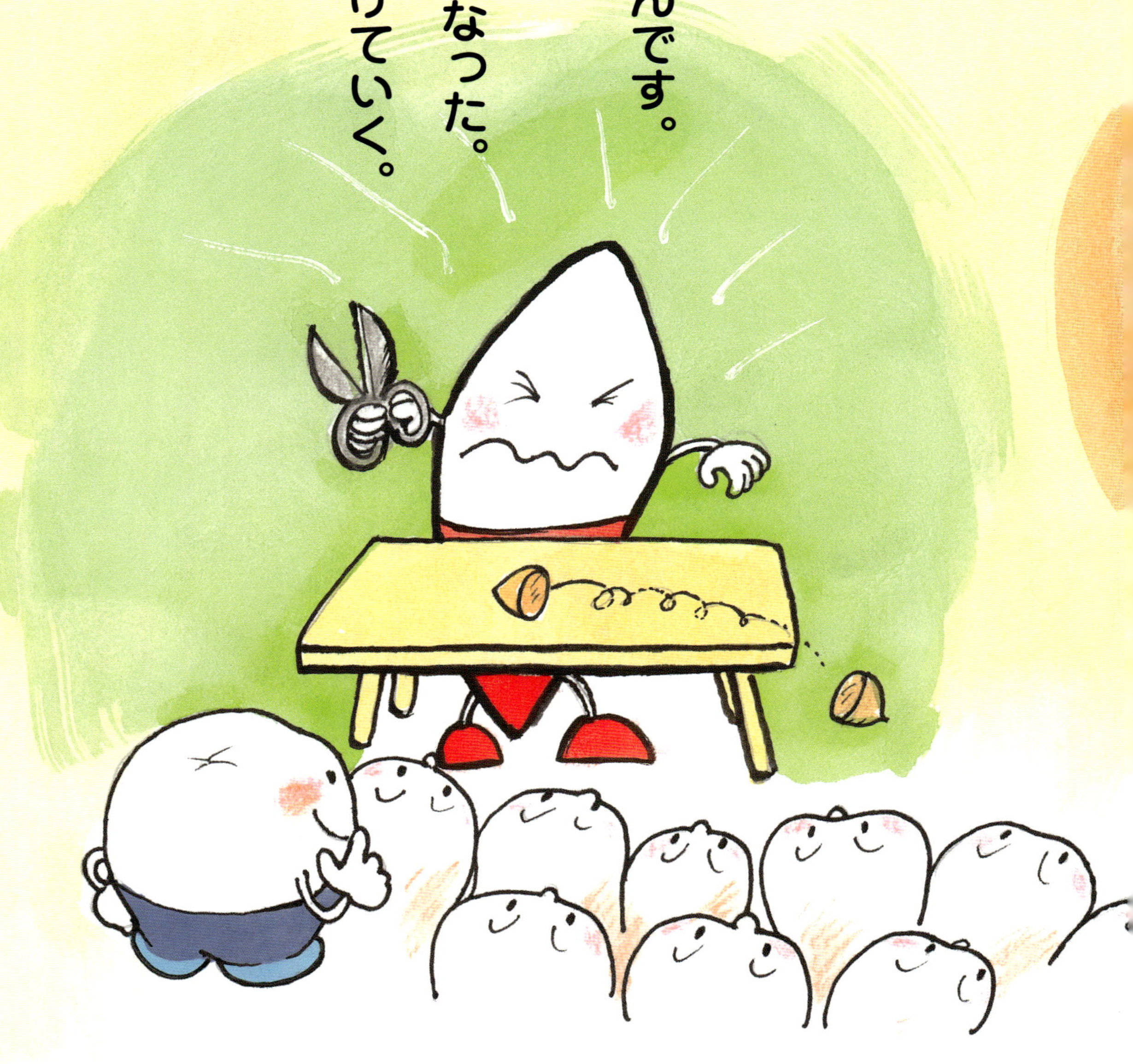

「さあ　ほかに　ちょうせんするひとは　いませんか？」

「あの～　ぼくも　やっていいですか？」

「はい。では　六さいきゅうしの6ちゃんです。」

「このあいだ　れんしゅうしたように
ゴリゴリゴリ…」

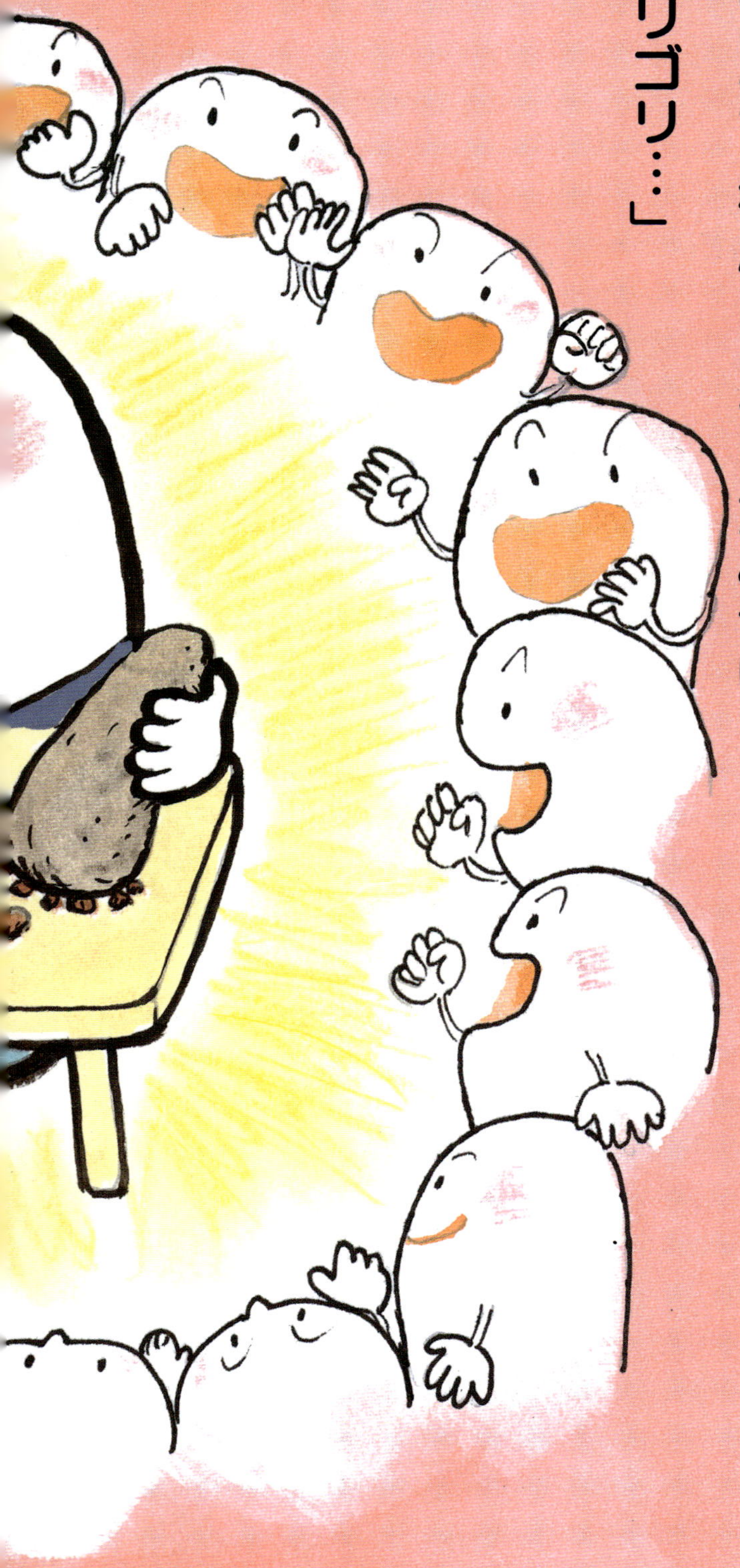

「そのちょうし　そのちょうし　すごいね。
ピーナッツが　こなごなだ。
すごいぞ　6ちゃん　きみが　いちばんだ。」

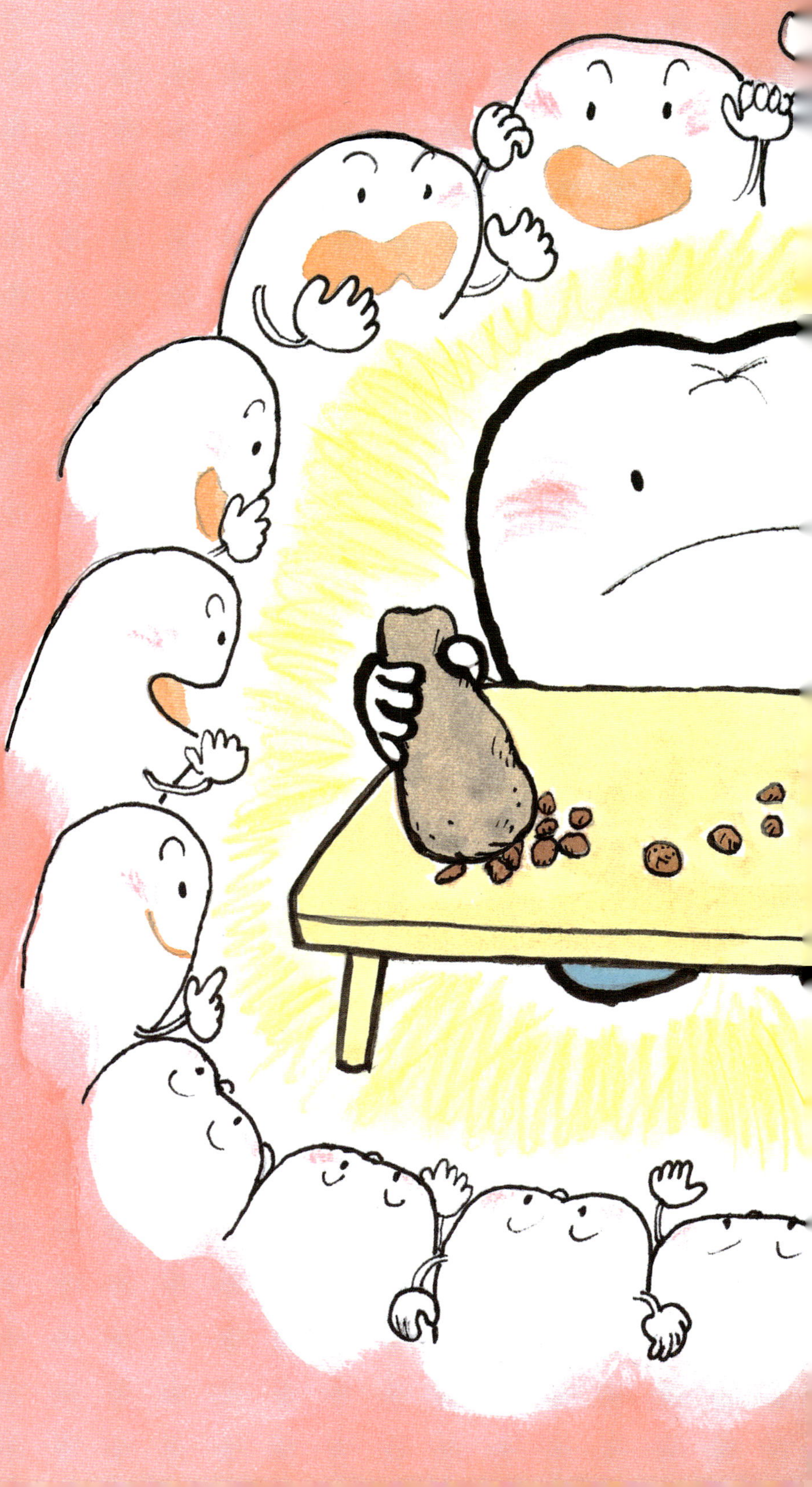

それでは　はの　ちからもちチャンピオンの　はっぴょうです。

いちばんちからもちは
みごと　ピーナッツを　こなごなにした
6ちゃんでーす。

どうぞ　ひょうしょうだいに
あがってください。

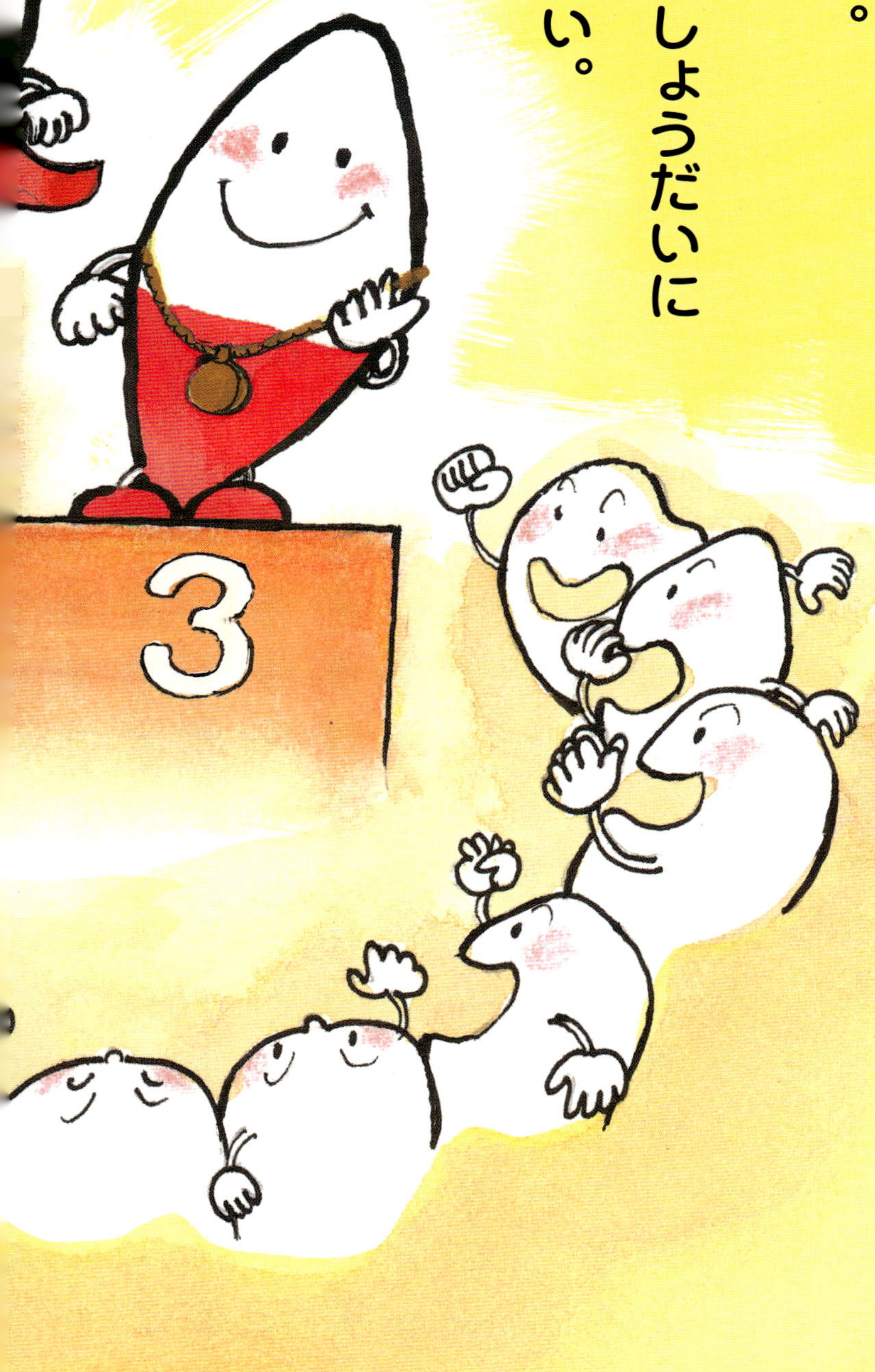

はのなかで　いちばん　おおきくて　ちからもちの　６ちゃん。
まいにち　まいにち　アッくんの　おくちのなかで
おともだちと　いっしょうけんめいに　おしごとを　しています。

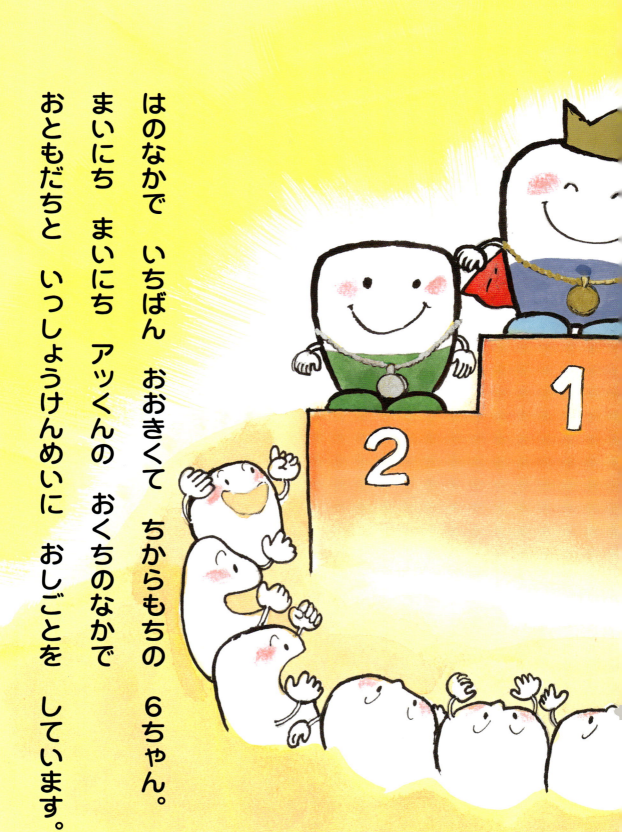

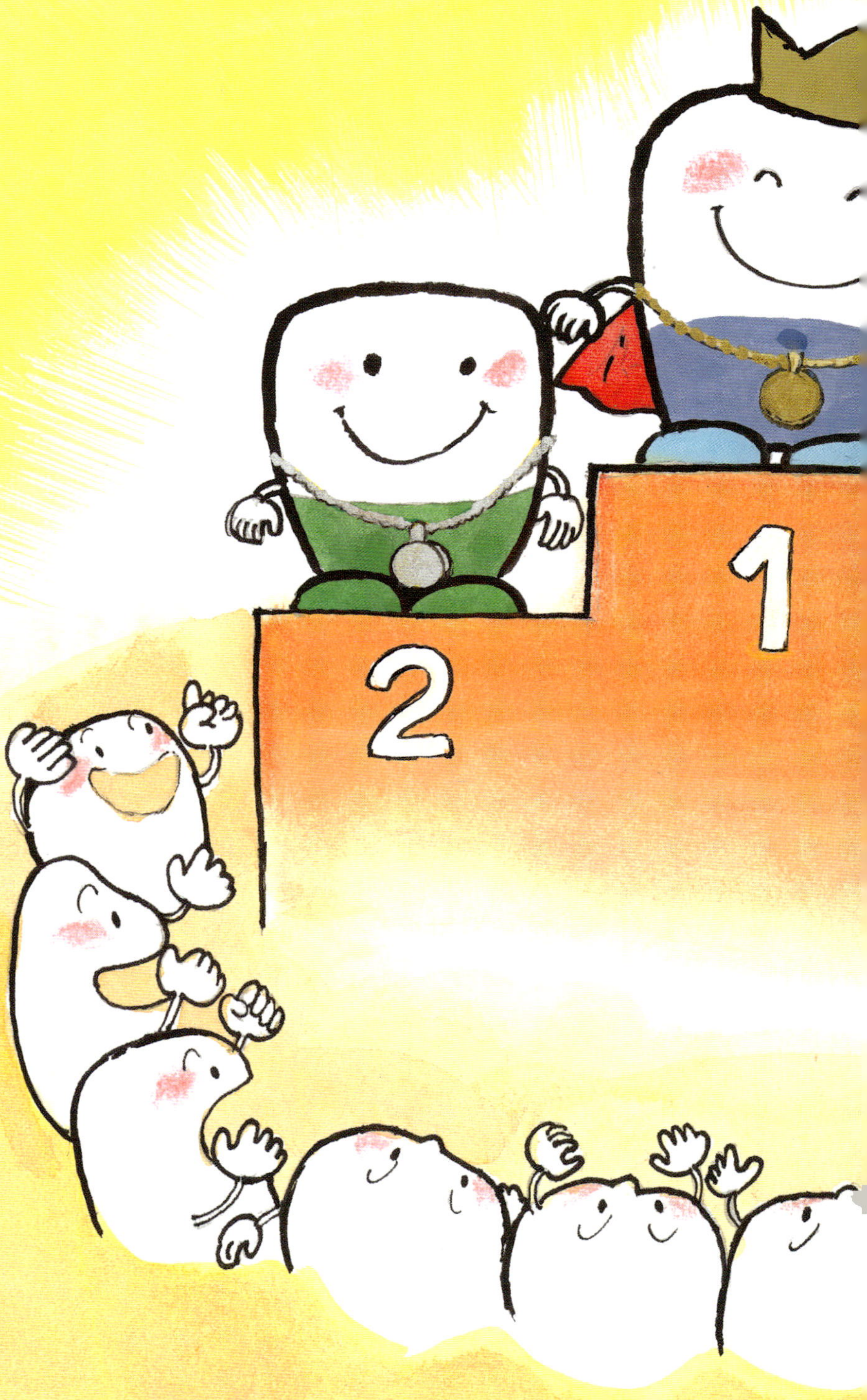

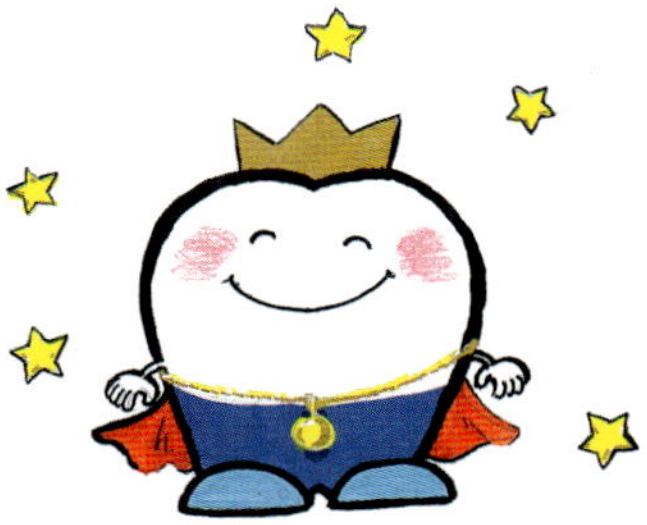

6ちゃん、健《すこ》やか、心《こころ》ゆたかに

ある冬の日に雪が降って積もり、少年は楽しくて、庭にマフラーと帽子をかぶせたスノーマン（雪だるま）をつくりました。両親の心配をよそに、少年は昼も夜も窓からスノーマンのいる庭ばかりをみていました。ある夜、スノーマンがベッドで寝ている少年を、少年をつれ出して、一緒に空をとんでスノーマンの国へつれていってくれました。少年はスノーマンの仲間たち（スノーメン？）と踊りを楽しみました。次の日、少年が目をさまし、朝食中の両親のそばを通り抜け、庭へかけていくと、スノーマンは陽にとけはじめていました。

これは皆様ご存じ、イギリスのレイモンド・ブリッグの『スノーマン』という絵本です。これを見入っていた3歳の子どもが突然、「スノーマンがきえちゃった」と泣き出したのにはさすがに驚き、絵本のイメージ創造の偉大さを感じたことがあります。同様なご経験をお持ちの方も多いのではないでしょうか。「絵本は子どものイメージ創造力を育て、子どもは絵本を読む」（松居直）、に同感です。

今日の日本は高齢社会となり、生活の質や内容の豊かさが大切にされるようになりました。そのためには、表情が美しく豊かであることや、食べる、話す、味わう、えんげ（嚥下）、吸う、吹くなどの歯・口腔の機能が健康でより良くはたらくことが不可欠です。これは子どものころからの日常生活での注意で確保できるものです。まさに、〃80歳で20本以上の自分の歯を持とう〃という「８０２０運動」そのものです。このとき、6歳ごろ生えてくる六歳臼歯（第一大臼歯）の健康保持が特に重要となってきます。

この絵本は岐阜県の上矢作町国保歯科診療所の石黒幸司先生をはじめとするそのスタッフが、子どもたちに六歳臼歯の大切さを紙芝居で見せている手作り教材がもとになってできたものです。ストーリーから絵まですべてオリジナルです。

この絵本が子どもの歯の健康増進や正しい食生活形成に、また、子どものイメージ創造の育成に寄与できれば、歯科関係者の一人としてこの上もない幸せです。

愛知学院大学名誉教授　中垣晴男